PRÁTICAS PARA A SAÚDE MENTAL DO CUIDADOR

PRÁTICAS PARA A SAÚDE MENTAL DO CUIDADOR

Organizadores
Júlia Cunha Loureiro
Marcos Vasconcelos Pais
Orestes Vicente Forlenza

manole
editora

A edição desta obra foi financiada com recursos da Editora Manole Ltda., um projeto de iniciativa da Fundação Faculdade de Medicina em conjunto e com a anuência da Faculdade de Medicina da Universidade de São Paulo – FMUSP.

Projeto gráfico: Departamento de Arte da Editora Manole
Editoração eletrônica e ilustrações: Formato
Capa: Ricardo Yoshiaki Nitta Rodrigues

CIP-BRASIL. CATALOGAÇÃO NA PUBLICAÇÃO
SINDICATO NACIONAL DOS EDITORES DE LIVROS, RJ

P925
Práticas para a saúde mental do cuidador / organização Júlia Cunha Loureiro, Marcos Vasconcelos Pais, Orestes Vicente Forlenza. - 1. ed. - Santana de Parnaíba [SP] : Manole, 2021.
; 16 cm.

Inclui bibliografia e índice
ISBN 978-65-5576-433-8

1. Idosos - Cuidado e tratamento. 2. Stress (Psicologia). 3. Ansiedade. 4. Cuidadores - Saúde mental. I. Loureiro, Júlia Cunha. II. Pais, Marcos Vasconselos. III. Forlenza, Orestes Vicente.

21-70376 CDD: 152.46
CDU: 159.942

Meri Gleice Rodrigues de Souza - Bibliotecária - CRB-7/6439

Editora Manole Ltda.
Alameda Rio Negro, 967, conj. 717
Alphaville Industrial – Barueri – SP - Brasil
CEP: 06454-000
Fone: (11) 4196-6000
www.manole.com.br | https://atendimento.manole.com.br/

Impresso no Brasil | *Printed in Brazil*

Sobre os Organizadores

Júlia Cunha Loureiro

Psiquiatra. Sua graduação, residência médica e subespecialidade em Psiquiatria Geriátrica foram realizadas na Universidade Estadual de Campinas (UNICAMP). É doutoranda em Psiquiatria pelo Instituto de Psiquiatria do Hospital das Clínicas da Faculdade de Medicina da Universidade de São Paulo (IPq-HCFMUSP) e pesquisadora do Laboratório de Neurociências (LIM-27) do HCFMUSP.

Marcos Vasconcelos Pais

Psiquiatra. Graduado pela Faculdade de Medicina da Universidade de Brasília, fez a Residência Médica em Psiquiatria no Instituto de Assistência Médica ao Servidor Público Estadual de São Paulo (IAMSPE). É doutorando em Psiquiatria pelo Instituto de Psiquiatria do Hospital das Clínicas da Faculdade de Medicina da Universidade de São Paulo (IPq-HCFMUSP) e pesquisador do Laboratório de Neurociências (LIM-27) do HCFMUSP.

Orestes Vicente Forlenza

Professor Associado, Livre-Docente e Chefe do Departamento de Psiquiatria da Faculdade de Medicina da Universidade de São Paulo (FMUSP). É coordenador do Programa de Psiquiatria Geriátrica do Laboratório de Neurociências (LIM-27) do Instituto de Psiquiatria do Hospital das Clínicas da FMUSP (IPq-HCFMUSP).

Sobre os Autores

Ana Carolina de Oliveira Costa

Psicóloga e psicoterapeuta com especialização em Psicanálise e Psicodrama. Mestre em Psicologia Clínica pela Pontifícia Universidade Católica de São Paulo (PUC-SP), é especialista em Psicologia Hospitalar pela Santa Casa de São Paulo, psicóloga colaboradora do Instituto de Psiquiatria do Hospital das Clínicas da Faculdade de Medicina da Universidade de São Paulo e coordenadora de grupos de psicoterapia para cuidadores de idosos.

Dorli Kamkhagi

Psicóloga e psicoterapeuta, mestre em Gerontologia pela Pontifícia Universidade Católica de São Paulo (PUC-SP). Doutora em Psicologia Clínica pela PUC-SP, é colaboradora e supervisora de Grupos da Maturidade e Projetos do Envelhecimento do Instituto de Psiquiatria do Hospital das Clínicas da Faculdade de Medicina da Universidade de São Paulo, além de coordenadora de grupos de psicoterapia para cuidadores de idosos.

Júlia Cunha Loureiro

Psiquiatra. Sua graduação, residência médica e subespecialidade em Psiquiatria Geriátrica foram realizadas na Universidade Estadual de Campinas (UNICAMP). É doutoranda em Psiquiatria pelo Instituto de Psiquiatria do Hospital das Clínicas da Faculdade de

Medicina da Universidade de São Paulo (IPq-HCFMUSP) e pesquisadora do Laboratório de Neurociências (LIM-27) do HCFMUSP.

Livea Carla Fidalgo Garcêz Sant'Ana

Psicóloga, graduada pela Faculdade de Ciências e Letras da Universidade Estadual de São Paulo (UNESP). Fez a Especialização em Neuropsicologia pelo do Hospital das Clínicas da Faculdade de Medicina da Universidade de São Paulo (HCFMUSP). É mestranda em Psiquiatria pelo Instituto de Psiquiatria do HCFMUSP e pesquisadora do Laboratório de Neurociências (LIM-27) do HCFMUSP.

Luciana Prado

Psicóloga clínica, pós-graduada em Psicopatologia Psicanalítica e colaboradora de Grupos da Maturidade e Projetos do Envelhecimento do Instituto de Psiquiatria do Hospital das Clínicas da Faculdade de Medicina da Universidade de São Paulo.

Luiz Fernando de Almeida Lima e Silva

Psiquiatra. Mestre em Ciências Médicas pela Universidade Estadual de Campinas (UNICAMP), é assistente do Departamento de Psicologia Médica e Psiquiatria da Faculdade de Ciências Médicas da UNICAMP e coordenador do Serviço de Psiquiatria Geriátrica e Neuropsiquiatria do Hospital das Clínicas da UNICAMP.

Marcos Vasconcelos Pais

Psiquiatra. Graduado pela Faculdade de Medicina da Universidade de Brasília, fez a Residência Médica em Psiquiatria no Instituto de Assistência Médica ao Servidor Público Estadual de São Paulo (IAMSPE). É doutorando em Psiquiatria pelo Instituto de Psiquiatria do Hospital das Clínicas da Faculdade de Medicina da Universidade de São Paulo (IPq-HCFMUSP) e pesquisador do Laboratório de Neurociências (LIM-27) do HCFMUSP.

Marina von Zuben de Arruda Camargo

Psicóloga especialista em Neuropsicologia. Mestre em Neurociência e Comportamento pelo Instituto de Psicologia da Universidade de São Paulo (USP), é doutoranda em Psiquiatria pelo Instituto de Psiquiatria do Hospital das Clínicas da Faculdade de Medicina da Universidade de São Paulo (HCFMUSP) e pesquisadora do Laboratório de Neurociências (LIM-27) do HCFMUSP. É também professora convidada do Curso de Neurociência e Psicologia Aplicada da Universidade Presbiteriana Mackenzie.

Simone Rosenberg

Psicóloga especialista em grupo de cuidadores de pacientes com demência e colaboradora do Instituto de Psiquiatria do do Hospital das Clínicas da Faculdade de Medicina da Universidade de São Paulo. Fez especialização em Arteterapia.

Vanessa Sapiro

Psicoterapeuta psicanalítica de casal e família pelo Instituto Sedes Sapientiae. Especialista em Psicoterapia Breve Dinâmica pelo Instituto de Psiquiatria do Hospital das Clínicas da Faculdade de Medicina da Universidade de São Paulo (IPq-HCFMUSP). Fez extensão em Estimulação Cognitiva e Funcional para Idosos no Instituto de Psiquiatria do HCFMUSP. É também psicóloga colaboradora do Grupo de Envelhecimento do Laboratório de Neurociências do IPq-HCFMUSP.

Sumário

Prefácio

Quando você decidiu se tornar um *cuidador*?

Existem várias possíveis respostas para essa pergunta. Alguns se tornaram *cuidadores*, por exemplo, porque um familiar adoeceu e restou para eles a responsabilidade de cuidar. Outros decidiram se tornar *cuidadores* porque uma oportunidade apareceu quando algum conhecido adoeceu e precisou de um *cuidador*. Muitas pessoas escolheram ser *cuidadores* pelo simples desejo de cuidar, porque se identificam com esse trabalho e consideram, inclusive, que têm vocação para tanto. Hoje em dia existem oportunidades de trabalho voltadas exclusivamente para o ato de cuidar, e ser *cuidador* vem gradualmente se tornando uma profissão. Cabe lembrar que a sociedade se beneficia enormemente do trabalho dos *cuidadores* informais. Esses profissionais representam, inclusive, uma economia significativa aos sistemas público e privado de saúde.

Acredita-se socialmente que *cuidadores* tenham características particulares ou um tipo de personalidade que os faz escolher esse caminho. Eles parecem também ter características específicas que os fazem prosperar ou "dar certo" nessa profissão. Se tudo isso é verdade ou não, fato é que a maioria dos *cuidadores* geralmente tolera os desafios de cuidar com mais facilidade do que outras pessoas. Atribui-se, com frequência, ao trabalho do *cuidador* um caráter de missão. O *cuidador* passa a ter capacidades quase sobre-humanas e torna-se, então, uma referência de dedicação completa ao trabalho, de amor incondicional à pessoa cuidada ou ao paciente e de resistência diante das dificuldades.

Independentemente do motivo que levou você a se tornar um *cuidador*, é certo que essa carreira, essa profissão, ou mesmo essa missão, *não acontece sem cobrar um preço. Afinal, cuidar não é fácil! Essa percepção* de que *cuidadores* apresentam características particulares ou que "nasceram" para cuidar costuma dar margem a diversas dificuldades e sentimentos negativos. Muitas vezes o próprio papel de *cuidador* os impede de compartilhar essas dificuldades, afinal não são eles o foco do cuidado, e isso gera adoecimento frequente. Longas horas de atenção dedicada a um doente, sono interrompido pela vigilância exigida durante a noite, poucos horários para se dedicar a si mesmo e aos seus familiares, a quase inexistência de momentos de lazer, além do convívio diário com doenças, limitações físicas e morte, compõem os principais desafios dos *cuidadores*.

A equipe de Psiquiatria Geriátrica do Laboratório de Neurociências (LIM-27) do Instituto de Psiquiatria do Hospital das Clínicas da Faculdade de Medicina da Universidade de São Paulo desenvolve um trabalho voltado para os diversos aspectos da doença de Alzheimer e de outras demências. Além de realizar pesquisa científica de grande relevância na área e do cuidado ambulatorial de pacientes, oferecemos apoio aos familiares e *cuidadores* dos nossos pacientes individualmente, no Ambulatório didático coordenado pela nossa equipe médica, que inclui os organizadores desta obra, e em grupo, com atividades oferecidas pela equipe encabeçada pela Dra. Dorli Kamkhagi.

A motivação para a idealização deste livro veio do acompanhamento próximo de famílias e pacientes reais cujas vidas foram radicalmente modificadas pela instalação imprevista e indesejada de doenças neurodegenerativas como a demência de Alzheimer. Observados os desafios comuns e as particularidades de cada caso, este livro tem por objetivo trazer à tona conflitos muito sensíveis que surgem (ou se acentuam) quando uma situação tão arbitrária como essa se impõe a um grupo familiar. Para isso, dedicamos uma seção do livro às histórias dos *cuidadores*. Trazemos relatos com o intuito de ilustrar as dificuldades que costumam acometer a maior parte dos *cuidadores*, de motivar a reflexão, de permitir a identificação do leitor e de mostrar ao *cuidador* leitor que ele não está sozinho.

Este livro busca, portanto, discutir as dificuldades encontradas principalmente por *cuidadores* de idosos em sua rotina de trabalho. A chamada síndrome de estresse do cuidador, ou a síndrome de sobrecarga do cuidador, aqui referida simplesmente como síndrome do cuidador, é abordada em detalhes, evidenciando a grande presença dessa condição na rotina das pessoas que assumem o papel de *cuidador*. Em seguida, com textos apoiados em evidências da literatura científica sobre *cuidadores* e o ato de cuidar, procuramos trazer reflexões importantes e recomendações de atitudes e ações capazes de melhorar a qualidade de vida dos *cuidadores*. Aproveite bem este manual de práticas para a saúde mental de *cuidadores*!

Prof. Dr. Orestes V. Forlenza
e Equipe de Psiquiatria Geriátrica
do LIM-27, IPq-HCFMUSP.

Introdução 1

Júlia Cunha Loureiro
Marcos Vasconcelos Pais

Em nossa sociedade, a aquisição de habilidades que garantam independência é motivo de entusiasmo e é celebrada com orgulho. De forma geral, no entanto, os indivíduos raramente se planejam para um futuro em que precisarão conviver com a perda de tais capacidades. O envelhecer se apresenta, portanto, como uma realidade distante.

A perspectiva de se tornar dependente para atividades básicas da vida diária (Quadro 1), como tomar banho, se vestir ou se alimentar, costuma ser observada com temor pela maioria das pessoas. Essa dependência ameaça valores muito importantes para todos nós, como liberdade, respeito próprio e dignidade. Nega-se ou adia-se o planejamento de vida necessário para o envelhecer saudável, protegido e com qualidade. Envolvido como um dos principais protagonistas desse tardio e complexo momento da vida, está o *cuidador*.

Levando em consideração o aumento da expectativa de vida e a perspectiva do acréscimo exponencial no número de pessoas com diagnóstico de demência ao longo das próximas décadas, torna-se urgente tratar da assistência de *cuidadores* como um problema de saúde pública. Um estudo publicado em 2004 ana-

QUADRO 1 O que são atividades básicas e atividades instrumentais de vida diária?

Atividades básicas de vida diária (ABVD)	Atividades instrumentais de vida diária (AIVD)
• Tomar banho e se vestir sem necessitar de assistência. • Escolher roupas adequadas para a ocasião e o clima. • Realizar higiene íntima com autonomia. • Realizar controle esfincteriano (vesical e anal) completo. • Deambular sem necessidade de instrumento de marcha. • Alimentar-se sem necessitar de assistência.	• Lidar com assuntos financeiros como conta bancária e aposentadoria. • Administrar as próprias medicações. • Fazer compras sozinho. • Aquecer a água para fazer café e apagar o fogo. • Preparar as refeições. • Saber utilizar aparelhos domésticos. • Manter-se a par dos acontecimentos, atualidades e o que se passa na vizinhança. • Usar transporte coletivo ou conseguir se deslocar pela cidade sem dificuldade.

lisou 93 publicações de quatro continentes e encontrou um dado alarmante: de um terço a metade de todos os *cuidadores* avaliados sofriam de problemas relacionados à chamada síndrome do cuidador. Esse personagem, que representa então uma força de trabalho essencial socialmente, realiza essa tarefa pagando um preço pessoal muito alto.

O QUE DEFINE UM CUIDADOR?

De um ponto de vista prático, *cuidador* é todo aquele que se identifique como tal. A função do *cuidador* está incluída na Classificação Brasileira de Ocupações (CBO), sendo esse serviço realizado por meio direto ou via instituição. Podem ser profissionais, familiares ou pessoas próximas, com a função de zelar pelo cuidado de pessoas com limitações de ordem física ou mental, bem como de pessoas com alguma deficiência em vistas à ampliação do convívio social, zelo pela segurança e suporte para autonomia.

Essa classificação é reconhecida pelo Ministério do Trabalho há duas décadas e está atrelada ao aumento da demanda por *cuidadores* ao longo dos últimos anos, cujo crescimento tem sido gradativo e paralelo ao índice de envelhecimento populacional. A identificação do *cuidador* como um serviço ocupacional permite que conheçamos o perfil desse grupo, pois começam a fazer parte dos registros e dados estatísticos das instituições governamentais responsáveis pela organização dessa modalidade de trabalho.

Um estudo de 2016 revela que, em 2011, havia 14,7 milhões de *cuidadores* nos Estados Unidos; 45% deles se dedicavam a oferecer assistência a pessoas com demência. Quanto aos aspectos demográficos, apesar das variações culturais, a função de cuidado tem sido tradicionalmente atribuída a ou assumida por mulheres. A Tabela 1 traz dados de seis estudos de diferentes países que compararam o perfil demográfico de *cuidadores*. Em todos eles, observa-se predomínio de *cuidadores* do sexo feminino – no Brasil, a taxa chega a 78%. As idades médias variam de 58 a 65 anos de idade, ou seja, são pessoas ainda em fase economicamente ativa, que passaram a precisar conciliar a função do cuidado com as demais atribuições da vida diária. A pessoa que assumiu o cuidado, em 49% dos casos do Brasil e 62% dos casos da França, foi a esposa ou o esposo; em 67% dos casos na Suécia e 63% dos casos na China foi um filho ou uma filha. No Brasil, 74% dos *cuidadores* residem no mesmo domicílio que o indivíduo que necessita de cuidados, em comparação com 21% e 30% na Suécia e na Espanha, respectivamente.

TABELA 1 Comparação das características demográficas de *cuidadores* e indivíduos recebendo cuidado em diferentes países

Estudo	1	2	3	4	5	6
Região						
	Brasil	Estados Unidos	Suécia	Espanha	França	China
Ano ou período de condução do estudo						
	-	2010-2014	2008	2012	2010-2011	2017
Número de *cuidadores* entrevistados						
	128	290	130	778	418	766
Idade média dos *cuidadores*						
	59 anos	65 anos	61 anos	58 anos	62 anos	60,5 anos
Porcentagem de mulheres *cuidadoras*						
	78%	75%	57%	77%	62%	63%
Parentesco do paciente com o *cuidador*						
Esposo ou esposa	49%	29%	20%	29%	62%	32%
Filho(a)	56%	-	67%	61%	-	63%
Outro parentesco	-	-	13%	10%	-	5%
Porcentagem de *cuidadores* vivendo na mesma casa						
	74%	67%	21%	30%	-	-

Fonte: traduzida e adaptada de Garcia-Ptacek et al., 2019. Autores – estudo 2: Mavandadi et al., 2017; estudo 3: Andrén e Elmståhl, 2008; estudo 4: Ruiz-Adame Reina et al., 2017; estudo 5: Reed et al., 2017; estudo 6: Du et al., 2017.

Na maior parte dos casos, o cuidado é oferecido por *cuidadores* informais, ou seja, familiares que se tornaram *cuidadores* diante do adoecimento de um ente querido e que, em geral, não estavam preparados para isso ou não receberam orientação específica sobre a melhor forma de agir diante desse novo cenário. A função de *cuidador* costuma ser altamente dispendiosa; em alguns casos, o trabalho chega a consumir mais do que oito horas por dia e, habitualmente, dura um período médio de cinco anos.

Ao longo do tempo de cuidado de um indivíduo com demência, diante dos variados desafios que se apresentam, podemos observar diferentes preocupações e prioridades na forma de cuidar. Um estudo de 1987 divide o ato de cuidar em cinco categorias ou mesmo etapas do cuidado, que são descritas no Quadro 2.

Diversos são os desafios enfrentados pelos indivíduos que assumem a função de *cuidador*. Os sacrifícios incluem, entre outros, a perda de liberdade, limitação da privacidade, perturbação da rotina e da vida familiar e prejuízos financeiros. Tornar-se um *cuidador*, em geral, traz muita satisfação individual, mas com frequência pode ser uma experiência mais ou menos traumática a depender de fatores externos (tradições e cultura, aspectos socioeconômicos, disponibilidade de recursos de saúde, qualidade da rede de apoio) e internos (capacidade interna de resiliência, expectativas, grau de satisfação com a própria vida, histórico da relação do *cuidador* com o indivíduo que recebe o cuidado). Além disso, características da doença do paciente cuidado, como a presença de sintomas comportamentais muito proeminentes como agressividade ou psicose, também atuam como fatores contribuintes para o agravamento do impacto no *cuidador*.

Cuidadores de pacientes com demência frequentemente vivenciam o luto antes mesmo de o indivíduo falecer. Muito antes da morte, esses pacientes padecem de um processo de deterioração cognitiva progressiva e irreversível que acarreta perda de ha-

QUADRO 2 Categorias ou etapas do cuidado

Cuidado antecipatório	Representa eventuais mudanças no estilo de vida, atitudes e decisões tomadas "por via das dúvidas", em antecipação a necessidades que o indivíduo possa, eventualmente, vir a ter. Esse tipo de cuidado pode ocorrer à distância e envolve decisões como local de residência ou optar por um emprego assalariado para garantir estabilidade de renda durante o período de cuidado.
Cuidado preventivo	Consiste em monitoramento ativo, em que o *cuidador* assume a gestão de certas atividades com o objetivo de assegurar o bem-estar, a segurança e a saúde do indivíduo sendo cuidado. Pode incluir adaptações ambientais buscando torná-lo mais seguro, preparar refeições para o idoso, ou comportamento de verificação por meio do questionamento do indivíduo sobre sintomas que possa estar experienciando, se tem tomado as medicações adequadamente etc.
Cuidado de supervisão	Consiste no engajamento ativo do *cuidador*; é facilmente reconhecido como cuidado por observadores externos. Envolve comandar e controlar os processos das atividades, como organizar os instrumentos a serem utilizados para alguma função ou oferecer pistas verbais para que o paciente execute um processo mais ou menos de forma independente. Pode ser realizado com ou sem o consentimento do indivíduo que recebe o cuidado.
Cuidado instrumental	Ocorre quando o *cuidador* assume o protagonismo e a responsabilidade por atividades que seriam atribuição do indivíduo. Esse tipo de cuidado costuma ser o foco da maior parte dos estudos. No entanto, muitos *cuidadores* consideram essa função a menos desgastante dentre aquelas que o cuidado requer.
Cuidado protetor	É percebido como o mais exigente e desafiador por *cuidadores*. Envolve proteger o paciente das consequências da doença e do significado das diversas situações em que o declínio cognitivo tende a ficar mais evidente. Ou seja, reconhecer a existência de um evento em que o paciente cometeu um engano (por exemplo, trocou o sal por açúcar quando cozinhava uma receita de arroz), ao mesmo tempo que se reconstrói e ressignifica o sentido daquilo, evitando dar importância ou saliência ao erro. Esse tipo de cuidado tem como objetivo preservar mais a autoestima do paciente do que especificamente sua saúde física.

bilidades como raciocínio, linguagem e interação social. Tal processo pode ser vivenciado pelo *cuidador* como uma longa despedida, especialmente quando este é um familiar. A perda dos traços muito individuais de personalidade, do carisma, da capacidade de fazer piadas, da lembrança de informações íntimas, são experiências marcantes que fazem que o *cuidador* seja confrontado, de tempos em tempos, com a perspectiva do fim da vida.

QUANDO O CUIDAR SE TORNA UM PESO?

Cuidar da esposa ou do esposo ou de um parente idoso, com demência ou não, que apresenta dificuldades em gerir suas atividades básicas de vida diária, é quase universalmente aceito como uma tarefa árdua e exaustiva, permeada por momentos de angústia e sacrifício pessoal. Além do esforço físico e mental inerente à função de cuidar, nos casos em que o *cuidador* é um familiar, outras variáveis inerentes à biografia das pessoas envolvidas acabam interferindo nessa equação, incluindo conflitos e mágoas do passado. Assim, sentimentos como raiva, agressividade, vergonha, orgulho, entre outros, invariavelmente eclodem nos dois lados dessa relação.

Obviamente, a forma como a relação entre o *cuidador* e o paciente se estabelece é bastante singular. Situações vivenciadas como um fardo por determinada pessoa podem ser tranquilas – ou até mesmo prazerosas – para outra. Mesmo assim, apesar de as diferentes vivências do cuidar não poderem ser universalmente definidas como um fardo, muitas pesquisas nas últimas décadas buscaram determinar quais elementos dessa complexa relação impactam de forma mais contundente as pessoas que se encontram na posição de *cuidador*.

Existe uma grande discussão filosófica do que define um evento "negativo". No entanto, para o propósito deste capítulo, adotaremos uma definição de fardo baseada na experiência subjetiva do *cuidador* relacionada a diversos aspectos do ato de cuidar. Dessa forma, utilizaremos a palavra impacto para se referir a mudanças objetivas na vida do *cuidador* (relação familiar, emprego, vida social, saúde) e fardo para se referir à resposta emocional negativa do *cuidador* perante esse impacto, um fenômeno altamente individual.

Como ponto de partida, podemos ponderar: por que determinado indivíduo está precisando de cuidados? Idosos normalmente recebem cuidados de familiares como resultado de uma incapacidade física, mental ou a combinação de ambos. É verdade que os indivíduos que necessitam de cuidados possuem características únicas, o que pode acarretar diferentes graus de impacto e fardo. Contudo, os *cuidadores* também são um grupo bastante heterogêneo. Familiares com uma miríade de problemas físicos, mentais e sociais podem estar menos propensos a suportar o impacto do cuidar, vivenciando diferentes situações, mesmo que corriqueiras, com grande pesar. Imagine o seguinte cenário:

Uma mulher de 45 anos, filha de um homem de 80 anos com um passado de comportamento extremamente autoritário e agressivo. O pai não deixou a filha estudar, por "não achar necessário", e era intransigente em permitir que ela tivesse qualquer relacionamento amoroso. A mulher, no momento, está infeliz, realiza tratamento para depressão, sente-se sozinha, não tem uma profissão, não tem amigos e, no íntimo, sente raiva do pai pelo caminho que sua vida tomou. Contudo, seu pai está com doença de Alzheimer, e sua mãe é uma mulher frágil de 78 anos. Assim, ela se vê obrigada, por uma responsabilidade que julga ter, a banhar o pai, trocar sua fralda, colocar comida em sua boca, ajudá-lo a andar e se vestir, mesmo com ele esbravejando, xingando e a agredindo.

Novamente, não há uma explicação consensual de por que a posição de *cuidador* é mais pesada para alguns indivíduos, mesmo que algumas tarefas sejam quase universalmente aceitas como pesadas, ou como fonte de estresse para o *cuidador* e familiares. Ainda assim, a montagem desse quebra-cabeça depende de uma leitura biográfica do binômio *cuidador-paciente*. No exemplo relatado, será que as mesmas tarefas trariam um fardo semelhante, se a narrativa da relação pai e filha tivesse sido diferente no passado?

Portanto, apesar do grande volume de estudos que se propõem a medir o impacto de tarefas específicas no ato de cuidar, mesmo entendendo que existem valores amplamente compartilhados que tornam determinados eventos quase universalmente fonte de sofrimento, é um equívoco interpretá-los de forma dissociada de um entendimento mais profundo da vida dessas pessoas. Cada um de nós sofre de um modo muito particular.

INSTITUCIONALIZAR OU CONTRATAR UM CUIDADOR?

Talvez, uma das decisões mais difíceis seja a de institucionalizar, ou não, o indivíduo com demência. Essa é uma escolha relacionada mais do que apenas à severidade da doença, mas também às circunstâncias sociais daquela família, suas preferências e valores. A unidade familiar é um elemento central na cultura latino-americana. Entende-se que a cultura latina engloba uma série de crenças e valores em torno da família que tornam ainda mais difícil a decisão de institucionalizar um familiar doente. Características como forte identificação e ligação familiar, sentimento sólido de obrigação filial e com a família, interconexão familiar, lealdade, reciprocidade, segurança, apoio e solidariedade mútuos entre os membros do núcleo familiar e da família estendida representam papel importante no planejamento do cuidado familiar de doentes.

Nas culturas latino-americana, asiática e mediterrânea, o cuidado com os idosos tem sido tradicionalmente familiar quando comparado com grupos norte-americanos ou europeus, nos quais a escolha por institucionalização é mais comum. De fato, pesquisas mostram que as famílias latinas são menos propensas a buscar institucionalização do que outros grupos culturais; as famílias latinas parecem compreender a alternativa de institucionalização de maneira mais negativa, e os próprios familiares tendem a permanecer na posição de *cuidadores* mesmo sabendo que isso poderá implicar alto custo pessoal. Os idosos de famílias latinas, por sua vez, frequentemente nutrem a expectativa de que serão cuidados por seus filhos e, ao serem acometidos por doenças do envelhecimento, voltam-se a eles ou a familiares para solicitar cuidado muito antes de se dirigirem a outros serviços de apoio.

Essas podem ser consideradas, então, raízes para a frequente escolha ou preferência familiar por se definir ou contratar um *cuidador*. Desenha-se aqui uma "escala de humanidade", colocando em um polo "mais humano" a definição de um familiar para ser *cuidador* e, no polo extremo, "menos humano", a institucionalização do paciente que precisa de cuidados. Essa falsa escala de valores implica diversas famílias em cuidados que serão frequentemente muito dispendiosos e extenuantes, além de colaborarem para o adoecimento do *cuidador*.

E A SATISFAÇÃO DE SER CUIDADOR?

Contudo, apesar de tantos desafios, alguns *cuidadores* conseguem extrair satisfação e usufruir de um senso de realização a partir do cuidar. Os aspectos positivos do cuidado apontados pelos *cuidadores* parecem ir além do que a mera ausência de aspectos negativos. O conceito de satisfação é abstrato, individual e parece dizer respeito à capacidade do *cuidador* de encontrar um propósito para si nessa função, como uma oportunidade de aprendizado ou crescimento pessoal. Sabe-se que a redução do estresse do *cuidador* e a melhora da satisfação pelo ato de cuidar contribuem para preservar a saúde do *cuidador* e possibilitam adiar a necessidade de institucionalização de pessoas com demência. Por essa razão, estratégias que tenham como foco principal aliviar o impacto e o fardo dessa função devem ser valorizadas e colocadas em prática. Um estudo que investigou características específicas do cuidado e que estão relacionadas a maiores níveis de satisfação do *cuidador* identificou quatro aspectos principais, listados a seguir:

- Histórico de bom relacionamento do *cuidador*, com o indivíduo recebendo cuidado previamente à instalação da doença. O sentimento de reciprocidade vindo do histórico de uma relação saudável permite priorizar aspectos positivos e facilita ao *cuidador* ser mais bem-sucedido em elaborar estratégias para lidar com os problemas que surgirem.
- Escolha voluntária do *cuidador* em acolher essa função. Quando a escolha não é imposta pela família ou pelas circunstâncias ("Fui o único a assumir"), o *cuidador* costuma demonstrar maior disponibilidade para o cuidado.
- Garantia de tempo de lazer do *cuidador* e equilíbrio entre o tempo dedicado aos problemas e o tempo de descanso. Isso evita que o cuidado se torne um fardo muito pesado.
- *Cuidadores* que não trabalhavam fora de casa, talvez por não precisarem conciliar rotinas conflitantes, também apresentaram graus maiores de satisfação.

Outros aspectos positivos que parecem se relacionar à significativa satisfação no ato de cuidar são a percepção pessoal de maestria ou de habilidade no cuidado, o prazer extraído da relação, a gratificação por observar desfechos desejáveis, o senso de propósito e o sentimento de realização. São, portanto, considerados fatores de proteção contra o desenvolvimento de depressão pelo *cuidador*: maior eficácia pessoal em controlar os pensamentos negativos, frequência de atividades de lazer e reavaliação cognitiva, isto é, maior habilidade em reconstruir cognitivamente uma situação que potencialmente despertaria um sentimento negativo, de forma a diminuir o impacto emocional. Outros fatores relacionados a menores taxas de estresse e depressão do *cuidador* são a percepção e satisfação com o suporte social recebido. Por fim, a espiritualidade também se mostrou como fator que diminui os níveis de depressão entre *cuidadores*.

Este livro traz a combinação de histórias reais e o estado da arte em pesquisa científica sobre o papel do *cuidador*. Propõe-se uma reflexão imparcial sobre o papel do *cuidador* a partir de um ponto de vista mais pragmático, evitando interpretações romanceadas, sem julgamentos ou moralismos. É importante que os próprios *cuidadores* reconheçam o impacto de sua função em sua saúde mental. Somente a partir da delineação objetiva do problema se abre a possibilidade de se pensar em soluções. Observa-se que, em muitos casos, os próprios *cuidadores* forjam para si um tipo de postura defensiva e onipotente em que se esforçam para assumir e administrar todos os conflitos relacionados àquele indivíduo que necessita de cuidados a despeito dos custos (pessoais, ocupacionais e financeiros) que isso possa trazer. Essa armadilha está, muitas vezes, muito bem alicerçada em aspectos culturais, expectativas, crenças, ideias preconcebidas, culpa, entre outros sentimentos. Espera-se, portanto, possibilitar que *cuidadores* reconheçam suas limitações e reflitam sobre elas, melhorando sua relação com o trabalho e suas escolhas.

Finalmente, foram reunidas neste livro recomendações e orientações baseadas em evidências e na literatura médica mundial. Espera-se que o contato com informações científicas atualizadas sobre a síndrome do cuidador permita que o leitor perceba que suas dúvidas e inseguranças são compartilhadas por outras pessoas em situação semelhante em várias partes do Brasil e do mundo. A melhor forma de lidar com uma questão dessa magnitude – a saúde mental de *cuidadores* – é falando a respeito. Buscando elucidar pontos que ainda podem estar nebulosos, o leitor encontrará, ao fim do livro, recomendações práticas que poderão ajudá-lo a se inspirar e desenvolver as suas próprias estratégias e soluções.

Sugestões de leitura e outras mídias

Artigo científico

- Fonseca NR, Penna AFG, Soares MPG. Ser cuidador familiar: um estudo sobre as consequências de assumir este papel. Physis Revista de Saúde Coletiva. 2008;18(4):727-43. Trabalho científico que tem como objetivo estudar a percepção de *cuidadores* familiares de pacientes com sequelas de acidente vascular encefálico a partir das limitações impostas e das dificuldades em estabelecer um cuidado adequado.

Guia

- Caldas CP. Cartilha do cuidador de idosos: o cuidador também precisa de cuidados. Universidade Aberta da Terceira Idade – UnATI; Universidade do Estado do Rio de Janeiro, 2012. Manual técnico do Ministério da Saúde que traz informações importantes para *cuidadores*, as quais incluem legislação, dicas para manutenção de estilo de vida saudável e orientações práticas para os cuidados com pacientes dependentes de cuidados.

Podcast

- *O amor e a angústia do cuidador*. Podcast Aptare T2E4. Google Podcasts – faz parte de uma série de episódios dedicados ao tema da doença de Alzheimer. Para acessar o *podcast*, digite o nome do arquivo aqui referido na ferramenta de buscas de seu computador.

2 A síndrome do cuidador

Luiz Fernando de Almeida Lima e Silva

O desenvolvimento da síndrome do cuidador é fonte de sofrimento para os familiares, bem como um fator associado a maior institucionalização de idosos, negligência e maus-tratos. Identificar vivências que resultem em estresse do *cuidador* possibilita, portanto, pensar em estratégias de saúde pública que venham aliviar esse fardo de forma mais efetiva.

Wives of elderly disabled men: the hidden patients é o título de um artigo de Fengler et al., publicado em 1979, que chama a atenção para o grande sacrifício pessoal assumido pelas esposas no cuidado dos seus maridos idosos. Ainda assim, apesar do sofrimento físico e mental que muitas relatavam, eram objeto de poucos estudos até então, caracterizando-se como as pacientes ocultas que o título sugere, já que frequentemente adoeciam junto com o esposo de quem cuidava.

Contudo, desde então, um número crescente de estudos buscou explorar como os indivíduos no papel de *cuidadores* atravessam essa experiência, frequentemente com sofrimento físico e mental. Vai se desenhando, assim, o conceito da síndrome do cuidador. Os artigos científicos em inglês sobre o tema usam o termo consagrado *caregiver burden*, que podemos traduzir como sobrecarga do *cuidador*. Em 1986, Zarit et al. definiram a síndrome como o impacto na saúde física e emocional do *cuidador*, bem como em sua vida social e financeira. De forma semelhante, Bell et al. (2001) apontaram para aspectos psicológicos, como ansiedade, preocupação, culpa, além de comprometimento na interação social, desentendimentos familiares, fadiga, conflitos no trabalho e dificuldades financeiras.

O Quadro 1 traz alguns dos sintomas mais comuns observados na síndrome do cuidador.

QUADRO 1 Sintomas de estresse do *cuidador*

Negação	Acerca da doença e seus efeitos na pessoa em quem ela foi diagnosticada. "Eu sei que minha mãe vai melhorar."
Raiva	Direcionada à pessoa com demência, ou frustração por ela não conseguir fazer as coisas que conseguia antes. "Ela sabe se vestir, só está sendo teimosa."
Retraimento social	Afastamento dos amigos e de outras atividades que costumavam lhe fazer bem e dar prazer. "Não ligo mais para receber visitas."
Ansiedade	Acerca do futuro e da iminência de enfrentar mais um dia. "O que acontecerá quando ele precisar de mais cuidado do que eu consigo oferecer?"
Depressão	Causa desmotivação e incapacidade de enfrentar os diferentes desafios. "Eu simplesmente não ligo mais."
Exaustão	Torna quase impossível completar as tarefas do dia a dia. "Estou muito cansado para isso."
Perda do sono	Causada por uma interminável lista de preocupações. "E se ela sair da casa no meio da noite ou cair e se machucar?"
Irritabilidade	Leva a mau humor e desencadeia respostas negativas. "Me deixe em paz!"

(continua)

QUADRO 1 Sintomas de estresse do *cuidador* (*continuação*)

Falta de concentração	Torna difícil realizar tarefas habituais. "Estava tão ocupada que me esqueci do compromisso."
Problemas de saúde	Começam a cobrar um preço físico e mental. "Eu não consigo me lembrar da última vez em que me senti bem."

Fonte: traduzido e adaptado de Alzheimer's Association, 2021.

Mais de 80% dos *cuidadores* de pacientes com doença de Alzheimer (DA) relatam altos níveis de estresse e quase a metade sofre de depressão. De fato, a síndrome do cuidador está associada a desfechos desfavoráveis como depressão, adoecimento físico (como aumento de doenças cardiovasculares, por exemplo) e pior qualidade de vida. É importante ressaltar que, quando o estresse do *cuidador* está presente, o desfecho também é pior para aquele que recebe o cuidado, com piora na qualidade de vida e institucionalização precoce.

INVENTÁRIO DE SOBRECARGA DO CUIDADOR

Para estudar a sobrecarga do *cuidador*, pesquisadores desenvolveram uma variedade de escalas nas últimas décadas. O Inventário de Sobrecarga do Cuidador (*Caregiver Burden Scale*), a Entrevista de Sobrecarga (*Burden Interview*) e a Escala de Sobrecarga Familiar são instrumentos utilizados por profissionais de saúde para a avaliação do grau de impacto que a função de *cuidador* causa a esses indivíduos.

O Inventário de Sobrecarga do Cuidador, traduzido e validado para o português em 2015, parece permitir que amostras mais abrangentes de *cuidadores* sejam avaliadas, facilitando a identificação dos domínios com maior sobrecarga. Nessa escala, o *cuidador* deve responder a diferentes questões com uma nota de 0-4, sendo 0 (discordo totalmente), 1 (discordo), 2 (não concordo nem discordo), 3 (concordo) e 4 (concordo totalmente). O Quadro 2 ilustra como é o Inventário de Sobrecarga do Cuidador.

QUADRO 2 Inventário de Sobrecarga do Cuidador

Domínio 1: Sobrecarga tempo-dependente

- A pessoa de quem eu cuido precisa da minha ajuda para realizar muitas atividades diárias.
- A pessoa de quem eu cuido é dependente de mim.
- Eu tenho de estar constantemente atento(a) à pessoa de quem eu cuido.
- Eu tenho de ajudar a pessoa de quem eu cuido em muitas funções básicas (alimentação, eliminações, higiene e locomoção).
- Eu não tenho um minuto de descanso no meu trabalho de cuidar.

Domínio 2: Sobrecarga à vida pessoal

- Eu sinto que estou deixando de viver a minha vida.
- Eu gostaria de poder sair dessa situação.
- A minha vida social tem sido prejudicada.
- Eu me sinto emocionalmente esgotado(a) por cuidar dessa pessoa.
- Eu esperava que as coisas fossem diferentes neste momento da minha vida.

Domínio 3: Sobrecarga física

- Eu não estou dormindo o suficiente.
- A minha saúde tem sido prejudicada.
- Cuidar dessa pessoa tem me deixado fisicamente doente.
- Eu estou fisicamente cansado(a).

Domínio 4: Sobrecarga pessoal

- Eu não me dou com outros familiares tão bem quanto eu costumava.
- As minhas ações de cuidado não são valorizadas por outros familiares.
- Eu tenho tido problemas no relacionamento com meu(minha) companheiro(a).
- Eu não tenho trabalhado tão bem quanto eu costumava (trabalhar fora ou em casa).
- Eu fico ressentido(a) com outros parentes que poderiam ajudar, mas não ajudam.

(continua)

QUADRO 2 Inventário de Sobrecarga do Cuidador (*continuação*)

Domínio 5: Sobrecarga emocional
• Eu me sinto constrangido(a)/incomodado(a) com o comportamento da pessoa de quem eu cuido.
• Eu sinto vergonha da pessoa de quem eu cuido.
• Eu fico ressentido(a) com a pessoa de quem eu cuido.
• Eu me sinto desconfortável quando recebo amigos.
• Eu fico irritado(a) com a minha interação com a pessoa de quem eu cuido.

EXISTE ALGUM ASPECTO ESPECÍFICO DA ROTINA DO CUIDADOR MAIS COMUMENTE ASSOCIADO AO DESENVOLVIMENTO DA SÍNDROME DO CUIDADOR?

Diferentes indivíduos vão reagir às tarefas envolvidas no cuidar de forma pessoal, e essa resposta emocional sofre a influência de variáveis como o grau de parentesco com o paciente, do ambiente (incluindo a rede de apoio, a situação socioeconômica) e até da cultura (o que significa cuidar de alguém naquele determinado contexto). Mesmo assim, será que alguns dos desafios impostos pelo papel de *cuidador* não costumam gerar maior impacto e estresse do que outros?

Muitos pesquisadores tentaram responder a essa pergunta. Zarit et al. (1980), estudando *cuidadores* de pacientes com demência de Alzheimer, encontraram que a maior frequência de visitas de familiares diminui a carga do *cuidador*.

Outro estudo realizado na Austrália por Braithwaite et al. (1990) encontrou achados curiosos: a carga de trabalho associada a atividades como banhar o familiar, tarefas domésticas, supervisão e tomadas de decisão não se relacionaram com a maior carga de estresse do *cuidador*. Contudo, foram vivenciados, como fatores negativos: estar constantemente "de plantão", ser incapaz de concluir as atividades domésticas e ter de frequentemente mudar os planos pessoais na última hora. Ou seja, não conseguir manter a organização da própria vida, somado à imposição de abandono de sonhos e interesses, pode cobrar um preço mais alto do que a exigência física de banhar e alimentar a pessoa dependente. Essa é uma importante constatação, já que estratégias de organização de tempo e de dividir o fardo do cuidar têm importante papel no suporte emocional dos *cuidadores*.

O impacto físico e mental no *cuidador* apresenta relação diretamente proporcional com a extensão do período em que os cuidados são necessários (por quantos anos o indivíduo precisou de cuidados), bem como o número de horas despendidas por dia com cuidados e supervisão do familiar dependente. Nesse aspecto, cuidar de uma pessoa com demência parece exigir mais horas por dia quando comparado a uma pessoa cognitivamente preservada.

Com relação às características do indivíduo recebendo cuidado, Donaldson et al. (1998) identificaram que sintomas não cognitivos da doença de Alzheimer, isto é, não relacionados à dificuldade de memória e raciocínio, se mostraram particularmente impactantes, resultando em maiores taxas de estresse e vivência subjetiva de sobrecarga no cuidar. São eles:

- Sintomas psicóticos: falsos juízos da realidade, desconfianças, alucinações (ver ou ouvir coisas que não estão acontecendo), falso reconhecimento de familiares.
- Sintomas depressivos: mudanças de comportamento relacionadas a oscilações de humor, queixas físicas (como dores, fadiga e cansaço), bem como pensamentos de cunho depressivo e morte.
- Distúrbios do comportamento: perambulação, problemas com a alimentação (comer compulsivamente, não aceitar comida), insônia ou sonolência excessiva, agressividade, risos e choro inadequado ou fora de contexto. Muitos estudos apontam que

distúrbios do sono (quando o *cuidador* é acordado diversas vezes durante a noite, por diferentes razões) é particularmente exaustivo para o *cuidador*, com piora de sua qualidade de sono.

Entretanto, apesar dessa ênfase nos sintomas não cognitivos, é importante notar que o grau de dependência, bem como distúrbios do comportamento e sintomas psicóticos, está fortemente relacionado à gravidade da demência, ou seja, do comprometimento cognitivo.

EXISTE ALGUMA FASE DA EVOLUÇÃO DA DEMÊNCIA QUE ESTÁ ASSOCIADA A MAIOR SOBRECARGA DO CUIDADOR?

As demências têm diferentes etiologias, isto é, diferentes doenças podem resultar no comprometimento das funções cerebrais, sendo a mais comum a DA. Esse acometimento do cérebro é progressivo e ocorre em velocidade variável, de acordo com a gravidade da doença e a reserva cerebral e cognitiva do paciente. O quadro clínico, por sua vez, possui diferentes estágios de gravidade, que vão desde um quadro leve (com esquecimentos benignos), passando por um estágio moderado (em que a pessoa depende de ajuda, mas mantém algum grau de autonomia), chegando à sua forma grave, em que a pessoa é totalmente (ou quase) dependente de cuidados.

O curso clínico na DA costuma seguir um caminho relativamente previsível, e, na prática clínica, classificam-se os pacientes de acordo com a gravidade do quadro usando escalas. Uma destas é a FAST (*Functional Assessment Staging*, traduzida como Avaliação de Performance Funcional, ou Estadiamento Funcional).

Note que essa escala é útil não só para determinar o nível de gravidade da doença, mas também para antecipar dificuldades que o doente mais provavelmente apresentará no futuro próximo, possibilitando que o *cuidador* se planeje e evite acidentes. Por fim, dada a relativa linearidade na evolução da demência na DA, outra utilidade clínica da FAST é levantar o alerta para diagnósticos diferenciais de algumas condições. Por exemplo, se um paciente que tem FAST 4 (dificuldade em realizar atividades mais complexas) começa a apresentar incontinência urinária ou fecal (FAST 6 D ou E), é prudente que ele seja submetido a exames para determinar a causa dessa incontinência, que não deve ser fruto da evolução da demência. Veja o Quadro 3.

QUADRO 3 Avaliação de Performance Funcional (FAST)

Pontuar até o maior nível consecutivo de incapacidade
1. Nenhuma dificuldade, subjetiva ou objetiva.
2. Queixa-se de esquecer onde deixou os objetos. Dificuldades subjetivas no trabalho.
3. Diminuição da funcionalidade no trabalho, evidente aos colegas de trabalho. Dificuldade em viajar para novos locais. Diminuição da capacidade de organização.
4. Diminuição da capacidade de realizar tarefas complexas, como planejar um jantar para convidados, manejar as finanças pessoais (como se esquecer de pagar as contas), dificuldade em fazer compras etc.*
5. Requer assistência na escolha de roupas adequadas para vestir durante o dia a dia, em determinada estação do ano, ou em determinada ocasião. Por exemplo: o paciente pode usar a mesma roupa várias vezes, a não ser se supervisionado.*
6. A - Veste-se inadequadamente sem ajuda (por exemplo, pode vestir as roupas que usa para sair de casa sobre o pijama ou as roupas que usa para dormir, ou colocar o sapato no pé errado, ou ter dificuldade em abotoar as roupas) de vez em quando, ou com mais frequência ao longo das últimas semanas.* B - Não consegue tomar banho adequadamente (por exemplo, tem dificuldade para ajustar a temperatura da água do chuveiro), ocasionalmente, ou com mais frequência nas últimas semanas.*

(continua)

QUADRO 3 Avaliação de Performance Funcional (FAST) (*continuação*)

C – É incapaz de manejar adequadamente atividades de higiene pessoal (por exemplo, esquece-se de acionar a descarga após o uso, não se limpa corretamente ou descarta incorretamente o papel higiênico), ocasionalmente, ou com mais frequência ao longo das últimas semanas.*
D – Incontinência urinária (ocasionalmente ou com mais frequência ao longo das últimas semanas). *
E – Incontinência fecal (ocasionalmente ou com mais frequência ao longo das últimas semanas).*

7.
A – A capacidade de falar está limitada a cerca de meia dúzia, ou menos, de palavras diferentes e inteligíveis, no decorrer de um dia normal ou no âmbito de uma longa entrevista.
B – O discurso está limitado ao uso de uma única palavra inteligível no decorrer de um dia normal ou no âmbito de uma longa entrevista (a pessoa pode repetir a palavra várias vezes).
C – Perda da capacidade de deambular (não consegue andar sem ajuda de outra pessoa).
D – Não consegue se sentar sem ajuda (por exemplo, o indivíduo cai se não há apoios laterais; braços; na cadeira).
E – Perda da capacidade de sorrir.
F – Perda da capacidade de sustentar a cabeça de forma independente.

* As pontuações são atribuídas principalmente com base em informações obtidas a partir de um informante e/ou *cuidador* confiável. Interpretação: 1 = adulto normal; 2 = idoso normal; 3 = doença de Alzheimer incipiente; 4 = doença de Alzheimer leve; 5 = doença de Alzheimer moderada; 6 = doença de Alzheimer moderadamente grave; 7 = doença de Alzheimer grave.

ALZHEIMER GRAVE

Considerados esses diferentes estágios clínicos da demência, é fácil imaginar que cada uma delas possui desafios específicos. Como discutido neste capítulo, sintomas neuropsiquiátricos (distúrbios comportamentais, sintomas psicóticos e quadros depressivos mais graves) parecem impactar de forma considerável os *cuidadores*. Na maior parte dos casos, esses sintomas são mais pronunciados em estágios moderados e graves, o que nos faz pensar que sejam estágios particularmente sensíveis ao desenvolvimento de sobrecarga do *cuidador*.

Um estudo abordou especificamente a presença de distúrbios comportamentais em fases iniciais da relação *cuidador-paciente* e constatou que a presença desses distúrbios precocemente se mostrou fator independente de sobrecarga e depressão em um período de 3 anos, a despeito do desenvolvimento de problemas comportamentais nas fases mais avançadas da demência. Ornstein et al. também encontraram relação de agitação e agressividade em fases leves do quadro demencial com o desenvolvimento de depressão no *cuidador*. Esses achados sugerem que a manifestação de sintomas neuropsiquiátricos é mais relevante em determinar a sobrecarga do *cuidador* do que simplesmente a gravidade do processo demencial.

O que coloca em risco a saúde mental e física do *cuidador*?

Depressão e ansiedade

Joling et al. publicaram, em 2015, um estudo que avaliou 192 *cuidadores* de pacientes com demência na Holanda. Nenhum desses *cuidadores* apresentava um diagnóstico de transtorno mental no início do estudo. Ao final do período de 24 meses em que foram acompanhados, as prevalências de depressão ou ansiedade foram de 37% e 55%, respectivamente. Aqueles que apresentavam sintomas leves pré-mórbidos se mostraram mais propensos a manifestar o quadro clínico completo no final do período.

Outra metanálise encontrou que familiares *cuidadores* de indivíduos com demência apresentam maior carga de estresse e de sintomas depressivos do que os que cuidam de idosos sem demência. Na mesma linha, Shua-Haim et al., em 2001, identificaram diversos fatores de risco para depressão entre *cuidadores* de pessoas com Alzheimer: depressão na pessoa com demência, maiores graus de dependência nas atividades básicas por parte do cuidado e presença de sintomas psicóticos. O achado de que depressão no indivíduo recebendo cuidados é fator de risco para depressão no *cuidador* foi reproduzido por outros pesquisadores, reforçando a importância do tratamento adequado dos sintomas depressivos nos pacientes com demência.

O risco de desenvolver depressão também se relaciona ao sentido que o *cuidador* atribui ao ato de cuidar. O *cuidador* pode se sentir confortável nesse papel, de modo que as tarefas são imbuídas de sentido e senso de propósito e até vistas como nobres e louváveis. Esse aspecto subjetivo parece ter um papel mais relevante do que o volume de trabalho em si. Moldar como o *cuidador* lê o seu papel e lida com as emoções resultantes das complexas relações do cuidar é um importante foco de intervenção.

Distúrbios do sono

Existem diversos mecanismos que podem impactar o sono relacionados à posição de *cuidador*, como altas taxas de estresse e sobrecarga cognitiva. Afinal o *cuidador*, além de cuidar das suas próprias necessidades, deve constantemente revisar uma lista de tarefas relacionadas à pessoa dependente sob os seus cuidados, as quais incluem não só atividades básicas de vida diária, mas também a administração de medicamentos e compromissos como consultas médicas. Além disso, como é de se esperar, os despertares noturnos da pessoa com demência contribuem diretamente na piora da qualidade do sono do *cuidador*.

Devemos notar que a relação do sono do *cuidador* e do paciente é uma via de mão dupla, já que a desorganização do ciclo de sono do *cuidador* resulta em prejuízo na sua capacidade de prover cuidados. Um exemplo é o surgimento de dificuldades cognitivas por parte do *cuidador*, que pode passar a não perceber sinais e sintomas relevantes no paciente, ter dificuldade em tomar decisões e se esquecer de administrar medicações. Outro ponto é que o *cuidador* fica mais suscetível a doenças e, com a saúde deteriorada, passa a não conseguir realizar as diferentes tarefas exigidas pelos cuidados. Depressão e ansiedade também são mais comuns quando há problemas no sono e estão associados a piora nos cuidados e a maus-tratos.

Finalmente, esse caminho acidentado pode terminar com outra pessoa precisando ser cuidada, já que a privação crônica de sono está associada a alterações patológicas no cérebro, como maior velocidade de afinamento cortical e alterações em peptídeo beta-amiloide e proteína tau no cérebro, ou seja, em maior risco de desenvolvimento de demência.

O corpo também adoece

Cuidadores de indivíduos com demência são mais propensos a relatar deterioração da saúde relacionada ao estresse de prover cuidados, bem como à crença de acharem difícil manter uma rotina de manutenção da saúde como um todo. Esse declínio da saúde física pode ser atribuído a esgotamento físico, menor disponibilidade de tempo para se exercitar ou para se alimentar adequadamente. Podem acontecer, ainda, alterações fisiológicas causadas pelo estresse crônico. Destaca-se o aumento de cortisol, hormônio produzido em resposta ao estresse e que contribui não somente para a piora cognitiva, mas também para o desenvolvimento de obesidade, aumento da insulina, síndrome metabólica e um estado de inflamação global do organismo. Por isso mesmo os *cuida-*

dores apresentam maior risco de doenças cardiovasculares, especialmente hipertensão arterial.

Outras variáveis associadas a uma pior evolução da saúde física de *cuidadores* de pessoas com demência incluem: alterações comportamentais e gravidade do comprometimento cognitivo do paciente, tempo de duração do cuidado, desenvolvimento de depressão pelo *cuidador*, idade mais avançada do *cuidador* e situação socioeconômica desfavorável.

De fato, ser um *cuidador* pode ser fator de risco de maior mortalidade, mas a maneira como ele vivencia os diferentes desafios impostos parece influenciar esse desfecho. Enquanto há estudos que mostram que esposas cuidadoras têm maior risco de morte por todas as causas, outras pesquisas não encontraram essa associação ou até mesmo atribuíram ao papel de *cuidador* um efeito protetor. A avaliação do estresse relatado pelo *cuidador* parece ser o melhor parâmetro, ou seja, se o *cuidador* relata maior fardo no cuidar (maior estresse), o seu risco de mortalidade é maior. Por isso é imperativo se valer de medidas de aferição do estresse do *cuidador*, adotando estratégias que diminuam esse fardo e, consequentemente, melhorem a condição de saúde física e mental desses indivíduos, reduzindo a mortalidade.

Maus-tratos

Maiores taxas de depressão em *cuidadores* estão relacionadas a maior frequência de comportamento abusivo (maus-tratos) direcionado ao indivíduo em situação de dependência.

Institucionalização

"Doutor, eu não vou abandonar minha mãe em um asilo, não conseguiria viver com essa culpa."

QUADRO 4 Tipos de abuso/maus-tratos

Abuso físico	Quando alguém causa dano físico ao corpo, batendo, dando tapas ou empurrando. Também podemos incluir contenção do indivíduo contrariamente à sua vontade, amarrá-lo em um móvel ou trancá-lo em um quarto.
Abuso emocional	Também chamado de abuso psicológico, pode incluir proferir palavras duras e agressivas, gritar, ameaçar ou repetidamente ignorar o indivíduo que necessita de cuidados. Impedir que a pessoa veja amigos próximos ou parentes também é uma forma de abuso emocional.
Negligência	Ocorre quando o *cuidador* não tenta responder às demandas do indivíduo cuidado. Pode incluir demandas por cuidado físico, emocional ou social e até mesmo restringir o acesso a comida, medicamentos ou cuidados de saúde.
Abandono	Deixar sozinho o indivíduo que necessita de ajuda, sem planejar os seus cuidados.
Abuso sexual	Forçar o indivíduo cuidado a participar ou assistir atos sexuais.
Abuso financeiro	Ocorre quando dinheiro ou outros pertences são furtados do indivíduo cuidado. Pode incluir forjar cheques, apropriar-se da aposentadoria ou outros benefícios sociais, ou usar o cartão de crédito e conta no banco, sem permissão. Também podemos incluir mudar nomes de beneficiários em um testamento, conta de banco, escrituras ou seguro de vida.

Fonte: traduzido e adaptado de National Institute of Aging. Elder Abuse. Disponível em: https://www.nia.nih.gov/health/elder-abuse#types

Essa é uma preocupação que permeia com frequência o dia a dia do consultório. Uma resposta possível seria de que uma pessoa pode estar abandonada em uma clínica ou na própria casa. Afinal, quantos idosos vivem sozinhos ou com um familiar que só chega em casa à noite, atrapalham-se com os próprios remédios, caem no chão e fraturam o quadril tentando vestir uma calça, alimentam-se mal, deixam o forno ligado com risco de incêndio, vão ao mercado e se perdem pelo bairro, entre outras possibilidades mais ou menos catastróficas? A lista de situações possíveis é enorme, e, como já mencionado, negligência e maus-tratos aumentam com a sobrecarga do *cuidador*.

É possível que muito dessa ressalva com as instituições de longa permanência (ILP, no passado chamadas de asilos ou casas de repouso) se dê pelas terríveis histórias que ouvimos de conhecidos, ou na mídia, sobre acontecimentos em péssimas instituições, mas também da forma como os laços familiares se estabelecem em nossa cultura de origem latina.

Hoje, muitas ILP possuem programas para receber idosos com ou sem demência e contam com uma equipe multiprofissional que inclui médicos, enfermeiros, fonoaudiólogos, fisioterapeutas, preparador físico, nutricionista etc. Portanto, a ideia de que as ILP são lugares terríveis, em que "abandonamos" nossos entes queridos, é, muitas vezes, um equívoco. Mas o que os dados de pesquisa dizem? É melhor cuidar do parente em casa ou colocá-lo em uma ILP? A essa altura, está claro que os contextos em que se inserem pacientes e *cuidadores* são, de regra, heterogêneos, o que nos obriga a olhar para cada caso.

Pacientes com demência que vivem em ILP necessitam de mais auxílio para andar ("andador"), têm menos convívio social, realizam menos atividades, são menos expostos à luz solar e utilizam mais medicações psicotrópicas, quando comparados com idosos vivendo na comunidade. Ser institucionalizado pode levar a perda gradual e progressiva da autonomia (ex.: quando e o que comer, quando dormir, quando sair para caminhar). Esses pacientes, por vezes, não participam das atividades e tendem a ficar desocupados na maior parte do dia.

Como a sobrecarga do *cuidador* se associa a maiores taxas de institucionalização, investir em intervenções que garantam a saúde física e mental do *cuidador* permitirá ao paciente com demência permanecer na comunidade, ou que a necessidade de uma ILP seja retardada, melhorando a qualidade de vida dos dois lados dessa equação.

Nenhum *cuidador* é igual ao outro. As experiências individuais dos *cuidadores* são únicas, e o adoecimento dessas pessoas geralmente pode ser atribuído a uma soma de história pessoal, características de personalidade e gravidade da doença da pessoa cuidada por eles. As manifestações da síndrome do cuidador, inclusive, podem ser distintas em cada um deles. O importante é perceber que, apesar das características particulares, muitos aspectos são compartilhados. O próximo capítulo reúne histórias de *cuidadores* com o objetivo de, a partir de experiências individuais, construir um conjunto de informações e conhecimentos compartilhados que possam gerar identificação e colaborar com a reflexão sobre o trabalho do *cuidador*.

Sugestões de leitura e outras mídias

Artigo científico

- Balieiro Jr. AP, Sobreira FST, Pena MCS, Silva-Filho JH, Vale FAC. Desgaste do cuidador associado a sintomas comportamentais e psicológicos na doença de Alzheimer leve. Dement Neuropsychol. 2010;4(3):238-44. Trabalho científico que tem como objetivo analisar a relação entre a sobrecarga do *cuidador* e os sintomas neuropsiquiátricos presentes em idosos com demência.

Livro

- *Tempo de despertar*, de Oliver Sacks. Companhia das Letras, 1997. O livro não trata diretamente de *cuidadores*, mas reflete sobre como o olhar atento e o interesse pelo outro que se encontra em sofrimento e necessitando de cuidados podem ser transformadores para essa relação.

Podcast

- Joaquim Ribeiro sobre cuidadores informais (*É apenas fumaça*). Podcast Fumaça. Apple Podcasts. O sr. Joaquim Ribeiro reflete sobre o papel dos *cuidadores* informais a partir de sua perspectiva e história pessoal. Para acessar o *podcast*, digite o nome do arquivo aqui referido na ferramenta de buscas de seu computador.

Histórias de cuidador | 3

Marcos Vasconcelos Pais
Luiz Fernando de Almeida Lima e Silva

Os casos a seguir são histórias reais de *cuidadores* atendidos pelos autores deste livro. São, principalmente, histórias de *cuidadores* de idosos, mas está incluída a história da *cuidadora* de uma criança, sua mãe adotiva, para ilustrar as semelhanças entre as manifestações apresentadas por todos os tipos de *cuidadores* submetidos a estresse. Os nomes foram substituídos para a proteção de suas identidades. No início de cada história, foram incluídos "marcadores", características, sintomas, aspectos de destaque, convidando os leitores que vivem experiências semelhantes a buscarem os pontos com que se identificam e refletirem sobre suas experiências pessoais.

Os *cuidadores* familiares e aqueles que realizam o cuidado nas residências dos pacientes, e não em casas de repouso ou clínicas especializadas, têm um papel crucial no cuidado de pessoas com demência. Entretanto, o cuidado realizado informalmente, sem apoio de instituições e, muitas vezes, sem capacitação específica, pode significar maior vulnerabilidade para esses *cuidadores*. É sabido, por exemplo, que os sintomas e as alterações de comportamento do paciente com demência, como delírios e alucinações, depressão e ansiedade, apatia, irritabilidade, agitação,

Caso 1

Marcadores: depressão, exaustão, perda do sono, irritabilidade, falta de concentração, problemas de saúde, *cuidador* familiar.

Maria tinha 59 anos quando procurou atendimento psiquiátrico pela primeira vez. Ela tinha uma longa experiência como *cuidadora* de idosos. Na ocasião do primeiro atendimento, Maria trabalhava como *cuidadora* exclusiva de um homem idoso com diagnóstico de demência avançada. O idoso precisava de cuidados e vigilância constantes. Maria fazia bem o seu trabalho e era reconhecida pelos familiares do idoso como uma excelente *cuidadora*, em quem podiam confiar plenamente. Maria correspondia a essa expectativa dedicando-se ao cuidado também plenamente. Vivia com o idoso, em sua casa. Seus filhos já eram adultos e casados, e Maria não tinha um esposo. Dessa forma, viver na casa do idoso de quem cuidava servia bem ao seu momento de vida. Quando procurou atendimento, Maria dizia ter muitos problemas para dormir. Suas queixas de insônia já estavam presentes há alguns meses e estavam causando problemas para a sua saúde. Já não se sentia muito bem-disposta durante o dia e estava se sentindo mais deprimida e mais irritada. Depois de alguns minutos de consulta, Maria nos informou de que o idoso de quem ela cuidava apresentava alterações do sono já há alguns meses. Permanecia acordado em diversas noites e com frequência ficava agitado. Chegava a gritar em alguns momentos da noite. Durante esses períodos de agitação, Maria precisava levantar-se da cama para tranquilizar o idoso e acalmá-lo. Com o passar das semanas, Maria optou por dormir em um cômodo da casa de mais fácil acesso ao quarto em que o idoso dormia. Permanecia, então, vigilante diante da porta do idoso, a quem via de sua cama improvisada, pronta para tranquilizá-lo nos momentos de agitação. Durante o atendimento, Maria relatava essa história com bastante sofrimento. Dizia então ter uma insônia, mas que ao nosso entender era algo diferente. Maria vivia uma privação de sono. O trabalho como *cuidadora* foi tomando contornos ao longo do avanço da doença do idoso de quem cuidava, de modo a privá-la de algo básico: dormir.

desinibição, estão associados a significativo impacto na saúde do *cuidador*. Essas alterações costumam estar presentes na maioria dos pacientes com demência e, quando não tratados de maneira adequada, pioram a qualidade de vida do *cuidador*, com risco de adoecimento físico e mental, e aumentam o risco de institucionalização do paciente. O impacto dessas alterações de comportamento na qualidade de vida do *cuidador* pode ser até três vezes maior do que o impacto na qualidade de vida do paciente. E mais, a sobrecarga e o estresse do *cuidador* parecem estar mais relacionados à ocorrência de institucionalização dos pacientes do que a presença desses sintomas ou alterações de comportamento.

O sono representa papel importante na regulação do metabolismo do corpo. A privação de sono está conhecidamente relacionada a pior qualidade de vida, risco aumentado de doenças cardiovasculares e aumento da incidência de transtornos mentais. A dependência do paciente, que sofre aumentos constantes com o avançar da doença, está diretamente relacionada à piora da qualidade do sono do *cuidador*. A presença de sintomas e alterações de comportamento no paciente, como a perambulação noturna e a inversão do ciclo sono-vigília, são as principais causas de prejuízo do sono referido por *cuidadores*.

Como relatado anteriormente, distúrbios do sono em pessoas com demência, que levam o *cuidador* a acordar diversas vezes em uma mesma noite, são uma grande fonte de estresse e sobrecarga. Explorando esse tema, uma revisão sistemática com metanálise realizada por Gao e colaboradores, publicada na prestigiosa revista Journal of the American Medical Association em 2019, estudou a duração e qualidade do sono de *cuidadores* de indivíduos com demência, revisão que incluiu 35 artigos científicos. Os dados mostraram que *cuidadores* de pessoas com demência, quando confrontadas com adultos não *cuidadores* da mesma idade, apresentam menor duração do período de sono e percebem a qualidade do sono como insatisfatória.

A tarefa de cuidar de um paciente ou de um indivíduo dependente vai implicar, necessariamente, mudanças de rotina na vida do *cuidador*. Mesmo os *cuidadores* contratados e que não vivem com

Caso 2

Marcadores: retraimento social, depressão, falta de concentração, *cuidador* contratado, rotina de trabalho.

Fernanda trabalhava como *cuidadora* desde pelo menos os seus 20 anos. Sempre foi reconhecida por seus familiares e amigos como uma pessoa ideal para esse trabalho. Era muito tranquila, calma e paciente. Fernanda gostava muito de seu trabalho e se reconhecia como uma boa *cuidadora*. Já realizava esse trabalho há 12 anos aproximadamente quando nos procurou. Nos meses anteriores à consulta, passou a apresentar sintomas de depressão, sentindo-se triste e desanimada. Sua rotina estava limitada ao trabalho, não tinha atividades de lazer, não procurava os amigos. Preferia trabalhar e se manter recolhida em casa nos momentos de folga. Trabalhava como *cuidadora* de um casal de idosos. Os idosos apresentavam limitações relativamente discretas, mas estavam em idade avançada. Fernanda já havia cuidado de idosos em outras ocasiões, permanecendo no cuidado deles até o final de suas vidas. Essa era a terceira família que a contratava. Morava na casa dos idosos durante a semana e voltava para a própria casa nos dias de folga. Conversando com Fernanda sobre sua rotina, ela nos informou de que diariamente seguia pessoalmente os mesmos horários dos idosos de quem cuidava. Despertava poucos minutos antes deles, fazia as refeições junto com eles, permanecia o dia inteiramente na presença deles, fazendo as mesmas atividades (assistindo à TV, lendo revistas), acompanhava-os, como esperado, nas poucas saídas de casa que ocorriam e, finalmente, dormia no mesmo horário que eles, por volta das 19h30. Fernanda dizia que sempre preferiu seguir a rotina dos idosos de quem cuidava porque isso facilitava o seu trabalho e não via problemas nisso.

o paciente que precisa de cuidados muitas vezes perceberão impactos em seu estilo de vida causados pela natureza de seu trabalho.

O estresse a que está submetido o *cuidador* não necessariamente desencadeia sintomas típicos da síndrome do cuidador. Muitas vezes não ocorre nem mesmo a clássica exaustão relatada neste livro. Alguns sintomas apresentados pelos pacientes podem colaborar com prejuízo da qualidade de vida do *cuidador* de modo mais lento e menos evidente, gerando adoecimento, mesmo que aparentemente as coisas estejam correndo como o esperado. Em geral, sintomas como apatia, depressão e ansiedade do paciente provocam estresse no *cuidador* em menor intensidade do que sintomas como agitação, alucinações e delírios. Mas isso não os torna menos importantes; a experiência de cuidar de pacientes que pouco se manifestam, entristecidos, com uma rotina de atividades empobrecida, pode ser igualmente danosa, embora isso aconteça de forma diferente.

Deve-se lembrar que *cuidadores* domiciliares apresentam aumento do risco de desenvolverem depressão, mas também apresentam aumento do risco de mortalidade. As implicações da síndrome do cuidador são, portanto, mais graves do que em geral imaginamos. Esse risco de adoecimento também está presente quando o cuidado não parece caótico, desorganizado ou excessivamente pesado. Muitas vezes as mudanças negativas no estilo de vida do *cuidador*, a partir das suas experiências no trabalho, ocorrem muito lentamente, ao longo de meses ou anos, favorecendo a negligência com a própria saúde por parte do *cuidador*.

Como abordado anteriormente, o impacto proporcionado pelas diferentes facetas da posição de *cuidador* resulta em graus variáveis de comprometimento da saúde física e mental. Assim, não é difícil antecipar que o desenvolvimento de depressão, o transtorno mental mais prevalente no mundo, esteja entre as complicações mais comuns. Um estudo envolvendo *cuidadores* de idosos com demência de Alzheimer encontrou que esses indivíduos apresentam taxas de transtornos mentais maiores do que os encontrados na população em geral, com destaque para a depressão e a ansiedade (34% e 44%, respectivamente).

Maria Lúcia vive uma experiência que, em geral, está relacionada à maior satisfação de *cuidadores*: quando se é um parente do paciente cuidado. Alguns estudos já revelaram que em situações

Caso 3

Marcadores: negação, raiva, ansiedade, exaustão, perda do sono, irritabilidade, problemas de saúde, doença de Alzheimer, *cuidador* familiar.

Maria Lúcia é a principal *cuidadora* de sua mãe, que recebeu um diagnóstico de doença de Alzheimer há três anos. Apesar de sua irmã mais nova manifestar muitas vezes interesse em dividir os cuidados com a mãe, Maria Lúcia se diz mais preparada para ser a *cuidadora*. Aceita, então, que a irmã colabore financeiramente com os cuidados, mas não se sente à vontade para deixar a mãe sob os cuidados dela por períodos muito longos. Em diversas ocasiões, Maria Lúcia deixou de comparecer a compromissos pessoais porque precisava cuidar da mãe e não queria deixá-la com a irmã. Quando nos procurou, Maria Lúcia apresentava sintomas típicos da síndrome do cuidador. Apesar de se sentir muito cansada em ser a *cuidadora* exclusiva da mãe, Maria Lúcia referia frequentemente se sentir também culpada ao precisar pedir ajuda. Dizia que precisava "dar conta" de cuidar de sua mãe, que era plenamente capaz de fazer isso sozinha e que outras pessoas não a conheciam tão bem, por isso o cuidado poderia ser prejudicado. Falávamos abertamente sobre essas questões no consultório e sobre a necessidade de incluir a irmã no cuidado de sua mãe, mas Maria Lúcia tinha dificuldades em aplicar as orientações na prática e fazer mudanças em sua rotina. Muitas vezes se emocionava ao confessar que estava muito cansada e se sentia adoecida. Em diversos atendimentos, observamos que Maria Lúcia muitas vezes se irritava facilmente com a mãe. Apesar de ser muito carinhosa com ela e de manter vigilância constante, as dificuldades da mãe com a memória ou os comportamentos alterados resultantes da demência eram rebatidos por Maria Lúcia com alguma irritação. Era bastante evidente o seu desconforto diante da situação, mas Maria Lúcia costumava encerrar a consulta se dizendo resignada em viver aquelas dificuldades.

assim, quando se cuida de um familiar, principalmente quando se escolheu cuidar e não houve imposição, os níveis de satisfação com o papel de *cuidador* são maiores. Curiosamente, mesmo em situações de maior estresse ou maior demanda, foi possível observar nesses estudos alto grau de satisfação. Isso acontecia quando o estresse no cuidado vinha acompanhado de uma percepção de competência e capacidade de cuidar.

O que nos chama a atenção no caso é a dificuldade em compartilhar o cuidado com outro familiar mesmo quando era claro que isso traria melhoria de qualidade de vida ou quando havia necessidades individuais da *cuidadora* que precisavam ser atendidas. Um comportamento comumente encontrado entre *cuidadores* é uma percepção de que é ele o único capaz de cuidar adequadamente daquele paciente. Esse sentimento está principalmente presente entre *cuidadores* familiares, e essa ilusão de onipotência muitas vezes está na raiz de diversos conflitos familiares e na sobrecarga vivida por muitos *cuidadores*. Além do aumento do estresse para o *cuidador*, esse comportamento está frequentemente associado a aumento do risco de negligência e inclusive abuso e/ou violência. O *cuidador* sobrecarregado passa a apresentar sintomas como irritabilidade, nervosismo, falta de paciência, o que é determinante para a queda da qualidade do cuidado prestado.

No caso dos idosos, particularmente aqueles com demência, a situação invariavelmente deteriora, em velocidade variável, a despeito de todas as intervenções, para diferentes graus de fragilidade, dependência e até mesmo perda do contato com a realidade, suscitando sentimentos de desesperança e frustração por parte dos *cuidadores*. É doloroso para o familiar observar o declínio da pessoa cuidada, que vai se apagando aos poucos, suscitando reflexões diárias da morte que se aproxima. A convivência íntima com as agruras do fim da vida desse idoso também obriga o *cuidador* a ponderar acerca de sua própria finitude e pode, assim, despertar-lhe sentimentos de apreensão e medo. Ou seja, há uma grande diferença no que se refere às perspectivas futuras e ao desfecho quando confrontamos o cenário de cuidados de uma criança e um idoso.

A autora Valerie Braithwaite, em um trabalho de 1990, discorre sobre esse tema e chama as dificuldades intrínsecas ao cuidado com idosos de crises de declínio, dificuldades estas que não estão presentes (ou são mínimas) quando lidando com crianças. A autora divide essas crises em cinco dimensões:

- Consciência da degeneração: o descrito entendimento de um futuro não promissor.
- Imprevisibilidade: a degeneração, diferentemente dos marcos de desenvolvimento de uma criança, ocorre de forma relativamente heterogênea. É difícil dizer ao certo até quando o familiar vai precisar de cuidado ou que tipo de cuidados ele exigirá em futuro próximo.
- Limitações de tempo: enquanto as crianças vão para a escola, creches, brincam com os amigos, a sociedade oferece menos opções para dividir a carga de cuidados quando falamos de idosos dependentes. Assim, o *cuidador*, geralmente um filho ou filha, precisa se organizar entre sua própria família e trabalho e os cuidados que precisa prover, acumulando uma série de papéis de forma exaustiva.
- Relação do *cuidador* com o paciente: os papéis de pais e filhos (crianças) possuem os contornos mais bem definidos, com a relação afetiva ocorrendo de forma relativamente estável. Quando um adulto precisa cuidar de um dos seus pais idosos, a miscelânea de emoções envolvidas, que foram se construindo com o convívio de muitas décadas, traz uma carga extra ao binômio *cuidador*-paciente. Nem sempre o idoso vai aceitar de forma harmônica e afetuosa ser cuidado por um familiar.
- Restrições de escolha: em algum grau, tornar-se o pai de uma criança é uma escolha, enquanto lidar com um familiar dependente, considerados todos os laços familiares envolvidos, nem sempre o é. Assim o indivíduo se vê obrigado a abandonar planos e projetos de vida para assumir obrigações, muitas vezes além de suas capacidades.

Caso 4

Marcadores: depressão, ansiedade, *cuidador* familiar, relações familiares, institucionalização.

Edileuza cuida de sua mãe de 87 anos, que tem um diagnóstico de demência vascular após um acidente vascular encefálico (AVE) ocorrido há aproximadamente 4 anos. Seu irmão, Osvaldo, vive em outra cidade e não consegue dar o mesmo apoio que Edileuza dá à mãe. Mas Osvaldo participa como pode. Visita a mãe com frequência, ajuda financeiramente quando necessário, participa de decisões importantes referentes aos cuidados com sua mãe. Edileuza está mais presente. Vive muito próximo a ela, que tem uma *cuidadora* contratada, e consegue visitá-la diariamente. No início da doença, Edileuza ia pessoalmente dar a medicação à mãe duas vezes por dia, apesar da presença da *cuidadora*. Edileuza passou a se sentir muito cansada e decidiu, então, apenas administrar o cuidado de sua mãe. Pelo menos na maior parte do tempo. Como Edileuza vive muito próximo à mãe e continua bastante presente, com frequência precisa cobrir folgas e ausências da *cuidadora* contratada. Edileuza faz tudo isso com muito prazer, sente-se muito feliz em poder cuidar de sua mãe, mas apesar disso se sente muito cansada, principalmente porque a mãe apresenta algumas limitações físicas e o cuidado requer algum esforço físico da parte do *cuidador*. Mais recentemente, Edileuza e seu irmão Osvaldo começaram a entrar em conflitos. A doença da mãe passou a ser motivo de discórdia entre os irmãos. Isso porque, em diversas ocasiões, os dois discordavam da melhor maneira de resolver um problema ou definir um caminho a seguir. Como Edileuza está mais próxima e, de certa forma, mais presente, ela passou a se ressentir de algumas opiniões do irmão, das quais discordava. Passou a dizer que tinha mais conhecimento sobre os detalhes da rotina da mãe para tomar decisões, mas não conseguia evitar os conflitos com o irmão. Edileuza preferia dividir as informações com ele, mesmo discordando em alguns pontos, a não contar para ele sobre algumas decisões e "afastá-lo" ainda mais do cuidado. Dizia pensar assim porque acreditava que o "certo" era que o irmão tivesse uma participação ativa nos cuidados com a mãe, mesmo distante. Frequentemente Edileuza se via então dividida entre essas duas posições, o que lhe causava muito estresse. Somando tudo isso às demandas de sua própria vida como trabalho, casamento e saúde, Edileuza passou a apresentar sintomas da síndrome do cuidador. Referia sentir seu humor frequentemente deprimido, ao mesmo tempo que se percebia inquieta, angustiada, nervosa e agitada. Com frequência apresentava episódios de ansiedade com sintomas físicos como palpitações, taquicardia, aperto no peito e

(continua)

(continuação)

tremor nas mãos. Os sintomas relatados por Edileuza vêm se agravando nos últimos meses, após dúvidas surgidas sobre se seria mais adequado institucionalizar sua mãe, decisão a que seu irmão veementemente se opõe, apesar de estar mais distante do cuidado. Edileuza manifesta interesse em fazê-lo e tem o apoio dos médicos que a acompanham e que acompanham sua mãe, mas a recusa do irmão tem agravado seu estresse diante do assunto.

A maioria dos sobreviventes de um AVE retorna para casa após o período de hospitalização; entretanto, cerca de um terço deles apresenta limitações físicas significativas. As limitações físicas dos pacientes que necessitam de cuidados é um fator extra de estresse para o *cuidador*. O esforço físico, de transferência de um lugar para o outro, de apoio para caminhar, de manejo de cadeiras de rodas, é somado às já conhecidas demandas corriqueiras do *cuidador*.

Como dito anteriormente, em nossa cultura as responsabilidades pelo cuidado de um familiar doente que passa a ficar dependente recai, comumente, sobre um *cuidador* familiar único. Esse *cuidador*, chamado de *cuidador* principal, assume a maior parte das obrigações envolvidas no cuidado do familiar doente, desde a ajuda na execução de atividades básicas de vida diária até a administração de seus bens. Cabe a esse *cuidador* principal também lidar diariamente com os sintomas e as alterações de comportamento que o paciente apresenta. Com frequência as características da doença colaboram para que o paciente passe a ter como referência exclusiva aquele *cuidador*, impedindo a participação de outros, mesmo que sejam familiares também.

O cuidado domiciliar é provido de um alto preço psicológico, físico e financeiro pago pelos familiares. Institucionalizar um idoso com demência pode, portanto, trazer algum alívio às pessoas envolvidas nos cuidados. Contudo, pesquisas apontam que residir em uma instituição de longa permanência (ILP) está associado, de modo geral, a uma diminuição significativa da qualidade de vida do paciente com demência, independentemente da gravidade do quadro. Outro dado é que muitos familiares se sentem mais estressados e depressivos após colocar o parente em uma instituição, com reflexões de que essa é uma decisão que poderia ter sido postergada.

Caso 5

Marcadores: alterações de comportamento, *cuidador* familiar, relações familiares.

O Sr. Antônio Carlos era um famoso médico no interior do país. Pelo seu prestígio, era bem recebido em qualquer lugar e rarissimamente contrariado por colegas ou familiares. Parentes buscavam os seus conselhos e orientação acerca de problemas de saúde e da vida pessoal. Com cerca de 60 anos passou a manifestar comportamentos distintos do seu habitual: falava coisas inapropriadas na mesa, muitas vezes de caráter sexual. Alguns pacientes chegaram a se queixar de flertes durante as consultas. Perdeu a carta de motorista por dirigir de forma imprudente. Passou a comprar garrafas de vinho caríssimas e beber quase todos os dias. Levado pelos filhos ao neurologista, foi levantada a hipótese de uma demência frontotemporal (quadro que costuma se iniciar com alterações de comportamento, marcantemente desinibição e perda do trato social). Os familiares passaram a restringir o acesso do Sr. Antônio ao seu carro, o que o deixava furioso. Chegou a bater em um dos filhos que escondera a chave. Também gritou e empurrou a esposa, que trancara as bebidas em um armário. Como o Sr. Antônio não se dava conta do próprio problema, atitudes combativas e irritação quando censuravam seu comportamento eram rotineiras. Conforme o quadro foi evoluindo, o Sr. Antônio passou a ficar apático, aceitando cuidados mais pacificamente. Seus filhos passaram a cuidar de todos os aspectos de sua rotina, como ajudá-lo no banho, a se higienizar, a se vestir e a se alimentar. O cansaço gerado por essas tarefas era considerável, mas os filhos nunca se queixavam, pois não se comparava ao estresse diário que sofriam no início das alterações de comportamento.

Perceba que, no caso apresentado, apesar de a fase mais avançada apresentar uma demanda maior por cuidados, foram os sintomas comportamentais (nesse caso, pela natureza da patologia, manifestados precocemente) que resultaram em maior sobrecarga e estresse dos *cuidadores*. Para essa família, provavelmente, a grande dependência de seu familiar para as atividades de vida diária não parece provocar sentimentos negativos como os que sentiam quando o paciente ainda apresentava alguma autonomia e suas alterações de comportamento eram geradoras de sofrimento para todos.

Voltamos aqui à leitura de que as dificuldades enfrentadas pelos *cuidadores* não serão sempre sinônimo da síndrome do cuidador. Do mesmo modo, não serão sempre as mesmas dificuldades a

Caso 6

Marcadores: raiva, irritabilidade, ansiedade, depressão, exaustão, problemas de saúde, relações familiares.

Rosa e Antônio adotaram Maria Fernanda antes que ela completasse 1 ano de vida. As circunstâncias da adoção nunca foram relatadas completamente, mas Maria Fernanda havia nascido após uma gravidez indesejada de uma familiar de Rosa. O estado de saúde da criança era precário no momento da adoção, e Rosa diz ter feito a escolha necessária para que Maria Fernanda sobrevivesse. Quando atendemos Rosa pela primeira vez, Maria Fernanda tinha 9 anos, apresentava claros sinais de atraso no desenvolvimento, além de alterações de comportamento de difícil controle. Rosa referiu ter sido muito difícil cuidar de Maria Fernanda ao longo dos anos e que isso colaborou com o afastamento de seu esposo, Antônio.

Rosa vinha apresentando sintomas de depressão, irritabilidade, nervosismo e muitas vezes perdia a paciência com a filha. Chorava bastante durante a consulta e dizia que chorava com frequência também em casa, quando conseguia alguns minutos sozinha. Estava em tratamento para uma depressão que se iniciara há muitos anos, mas agora vinha apresentando outros sintomas. Também se sentia muito ansiosa, com episódios de aperto no peito, falta de ar, sentia seu coração acelerado e as mãos frias. Rosa afirmava estar muito preocupada com sua saúde porque precisava estar bem para cuidar da filha, que exigia vigilância constante.

gerarem os mesmos sintomas. É comum que nos deparemos com *cuidadores* bem adaptados diante da presença de muitos sintomas e muitas alterações de comportamento do paciente. Também é comum encontrar *cuidadores* com baixa tolerância a mudanças de comportamento desses pacientes, trazendo às consultas queixas frequentes sobre aspectos naturalmente esperados na evolução clínica de um paciente com demência. Essa tolerância, baixa ou alta, tem a ver com a experiência do *cuidador*. Tem também muito a ver com o grau de informação que esse *cuidador* tem sobre a evolução natural da doença.

Cuidar de um idoso é como cuidar de uma criança?

Prover cuidados a um idoso dependente é frequentemente comparado aos cuidados requeridos por uma criança, e não é difícil constatar que os idosos são comumente tratados pela sociedade de uma forma que os infantiliza, talvez justamente pela não rara característica de dependência e necessidade de apoio.

Ao analisar alguns fatores específicos do cuidado de idosos que causam impacto na vida dos *cuidadores*, podemos listar:

- Afastamento dos amigos e maior dificuldade em manter os compromissos da vida social.
- Abandono de atividades prazerosas e de lazer.
- Desarranjo nas atividades domésticas e vida familiar.
- Dificuldade em assumir um novo papel por parte do *cuidador*.
- Comportamento perigoso e demandante por parte do cuidado, exigindo atenção do *cuidador*.

Esses eventos na vida do *cuidador* são muito diferentes dos vivenciados por uma família com um bebê recém-nascido? Não são corriqueiros os relatos de mulheres (principalmente) que não conseguem mais dormir, que abandonam o trabalho, estão exaustas por não ter lazer, não encontram mais os amigos, até mesmo que passam a ter dificuldades conjugais ao se tornarem mães? Mesmo assim, o *script* da maternidade raramente é relatado como um fardo, pelo contrário. Qual é, então, a diferença entre os dois contextos?

Antes de mais nada, apesar de muitas mães não se queixarem das complexas exigências da maternidade, por se tratar de um tabu, ela existe. Mães que se arrependem de assumir esse papel circulam aos montes, ocultas e frequentemente envergonhadas por sofrerem com o peso que é estar integralmente disponível para outro ser dependente de cuidados. A diferença é que o curso do desenvolvimento de um bebê ou criança costuma ser relativamente previsível, com esse indivíduo atingindo marcos que o tornam progressivamente capaz de gerir a própria vida, o que proporciona orgulho e um senso de realização e dever cumprido para os pais. Cada passo em direção ao desenvolvimento traz alegria e segurança, reiterando a esperança em um futuro vindouro.

As pessoas que nascem com alguma deficiência comumente apresentam barreiras para uma participação social plena em diferentes níveis de dependência. Esse grupo, abrangendo aqueles com deficiências intelectual ou sensorial moderadas a grave, representa aproximadamente 12,5 milhões de brasileiros. Além disso, essa população tem atingido maiores taxas de sobrevida nos últimos anos, inclusive vivendo mais tempo comparado aos seus genitores, os quais em sua maioria atuam como *cuidadores* principais. A dependência é um importante fator de desgaste para o *cuidador* da pessoa com deficiência. Ocorre que esse cuidado é demandado ao longo do ciclo de vida desses *cuidadores*, e não apenas no processo de envelhecimento ou na decorrência de um evento que limite a sua independência.

É recorrente que os *cuidadores* de pessoas com deficiência apresentem um discurso naturalizado acerca de suas dores, sofrimento, abandonos ou renúncias. Para os que se dedicam a essa missão, que comumente tem início no nascimento da pessoa com deficiência, o olhar para o autocuidado, sem exageros, implora por atenção redobrada.

Concluindo, a apresentação de casos reais busca ilustrar situações cotidianas da vida de um *cuidador* profissional ou familiar. As reflexões dos autores sobre aspectos como a síndrome do cuidador e seus sintomas, além de sobrecarga de trabalho, qualidade de vida, rotina de trabalho e compartilhamento do cuidado, aliadas a informações científicas, possibilitam ao *cuidador* também realizar reflexão sobre o próprio trabalho. Nos próximos capítulos, partiremos para a prática. A partir de estratégias de autocuidado mental e recomendações práticas aos *cuidadores*, esperamos concluir nosso objetivo de oferecer um recurso de grande valia à rotina dos *cuidadores*.

Sugestões de leitura e outras mídias

Artigos científicos

- Christofoletti G, Carregaro RL, Oliani MM, Stella F, Bucken-Gobbi LT, Gobbi S. Locomoção, distúrbios neuropsiquiátricos e alterações do sono de pacientes com demência e seus cuidadores. Fisioter Mov. 2013;26(1):47-53. Trabalho científico que tem como objetivo analisar a prevalência dos distúrbios neuropsiquiátricos em pacientes com demência e sua relação com a sobrecarga dos *cuidadores* e com a qualidade do sono desses profissionais.
- Moraes MCMB, Lemos AA, Alves DG, Halpern EE, Leite LC. Saúde mental de cuidadores de abrigos para adolescentes com transtornos psiquiátricos ou neurológicos. Trab Educ Saúde. 2012;10(3):507-25. Trabalho científico voltado para a investigação de aspectos da saúde mental de *cuidadores* de adolescentes com transtornos mentais e neurológicos.

Livro

- *Mães arrependidas: uma outra visão da maternidade*, de Orna Donath. Tradução de Marina Vargas. 1. ed. Rio de Janeiro: Civilização Brasileira, 2017. Livro que faz uma investigação sobre mulheres que viveram a ambivalência inerente ao cuidar, fazendo uma reflexão importante sobre o assunto.

Podcast

- *Sono dos cuidadores*. Podcast GNH. Apple Podcasts. Faz uma reflexão sobre a importância do sono, especialmente no contexto da necessidade de cuidar a partir do ponto de vista dos cuidadores de crianças. Para acessar o *podcast*, digite o nome do arquivo aqui referido na ferramenta de buscas de seu computador.

Estratégias de autocuidado mental 4

Marina von Zuben de Arruda Camargo

O relatório mundial sobre a doença de Alzheimer de 2019 menciona que 50% dos *cuidadores* sofreram impactos negativos sobre a sua saúde mental decorrentes de suas responsabilidades profissionais. O *cuidador* primário de um paciente enfrenta grande sobrecarga associada frequentemente à natureza da doença e às necessidades da pessoa cuidada. Sérios sintomas físicos e psicológicos (depressão, ansiedade, doença cardíaca, hipertensão arterial, entre outros) podem, em muitos casos, decorrer do estresse gerado por essa sobrecarga. Pensar nas possíveis estratégias para a prevenção e o enfrentamento desses sintomas é fundamental, não apenas para que se garanta a saúde física e mental do *cuidador*, mas também porque ela, por sua vez, exerce influência decisiva sobre o bem-estar da pessoa por ele cuidada.

Famílias são núcleos peculiares, dotados de características e recursos próprios, o que levanta a necessidade de que qualquer estratégia esteja alinhada com seus valores, repertório, crenças e contexto social. Se nos aproximarmos ainda mais, veremos que cada indivíduo também constituiu uma trajetória única, com anseios e necessidades específicas, dotado de limites e potencialidades que deverão ser consideradas no contexto do cuidar, seja ele *cuidador* ou a pessoa de quem se cuida.

Dessa forma, não existem estratégias universais e que possam abarcar todas as possibilidades de cuidado para com o *cuidador*. No entanto, ao *cuidador* cabe avaliar os aspectos presentes em sua relação de cuidado e analisar potenciais riscos, bem como ferramentas de enfrentamento que comumente têm efeito positivo na saúde mental daqueles dedicados ao cuidado.

O CUIDADOR E SUA HISTÓRIA

"Na ação de cuidar de um ser humano, se produz o encontro entre dois universos pessoais, entre dois mundos livres, entre duas consciências, entre dois destinos singulares na história". Em tradução livre, isso é o que nos diz Torralba no livro *Filosofia da medicina*, escrito em 2001. Assim ele nos lembra dos dois universos dotados de personalidades, valores, hábitos e fazeres absolutamente distintos e particulares que se aproximam durante o encontro aqui chamado cuidado. Além disso, esse trecho destaca o momento histórico em que esse encontro se dá e sua relevância para o próprio cuidar.

Como indivíduos, construímos nossa história a partir do lugar de onde viemos e das experiências que adquirimos ao longo de nossa trajetória de vida. A pessoa cuidada e seu *cuidador* assumem esses lugares dotados também de uma história e de um repertório de experiências prévias. Quando se trata de familiares cuidadores, as relações que foram construídas com a pessoa cuidada se fazem relevantes para a relação de cuidado que se estabelece agora, podendo favorecê-la ou prejudicá-la. Não raras vezes, as condições que ocasionam o adoecimento do *cuidador* decorrem da própria relação preexistente entre os elementos desse binômio.

Quando envolvidos no cuidado, carregamos para esse contexto nossos valores, expectativas, necessidades, dificuldades, assim como nossos potenciais e limitações, não importa se somos *cuidadores* ou a pessoa a ser cuidada. Seja qual for o lugar ocupado por nós nesse sistema, esses elementos históricos e pessoais se fazem presentes, incluindo a equipe profissional envolvida, como ilustrado na Figura 1.

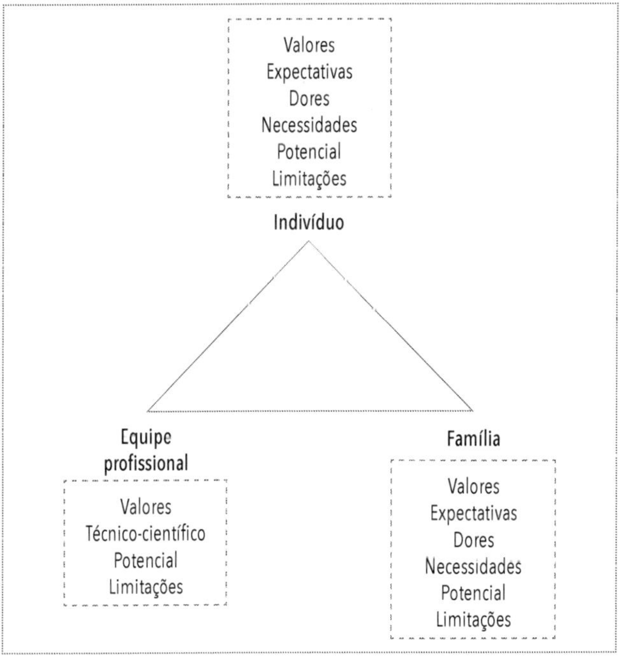

Figura 1 A "tríade do cuidar" e a clara intersecção das bagagens de cada um de seus elementos.

Para além dessa questão, é importante apontar para algumas peculiaridades frequentemente observadas nos *cuidadores* de idosos. Retomando alguns dados descritos anteriormente, no Brasil, a função de *cuidador* é exercida quase 80% das vezes por mulheres, e a idade média dessas pessoas é de 59 anos. Em 49% das vezes, essas pessoas assumem o cuidado de seus cônjuges e, em outras 56%, de seus pais. Esses dados contribuem para o entendimento do nível de influência que a qualidade e singularidade das relações familiares têm sobre o ato de cuidar, especificamente em nosso país.

Assumir o cuidado para com o próprio pai ou a própria mãe envolve quase sempre um reposicionamento dentro da relação em que se deixa de ter naquele familiar a condição de apoio e amparo para ser fonte de cuidado e atenção para com ele. Para muitos a inversão desses papéis pode acarretar sofrimento suficiente para dificultar ou mesmo impossibilitar o exercício do cuidado. Em outros contextos, é o adoecimento do familiar que impõe a aproximação entre duas pessoas para um cuidado íntimo e frequente que nunca esteve presente na dinâmica daquela família. É sabido que relações de cuidado que se instalam durante a vigência de uma relação familiar saudável têm maior chance de êxito no manejo dos desafios diários e frequentemente representam menor chance de adoecimento do cuidador.

DE FAMILIAR A CUIDADOR

Para além das características prévias da relação entre o *cuidador* e a pessoa cuidada, alguns elementos presentes no contexto do cuidar podem ser responsáveis por ocasionar prejuízo à saúde mental dos *cuidadores*. Em se tratando de filhos que cuidam de seus pais, não raras vezes o adoecimento de um, ou ambos os pais, ocorre quando esses filhos se encontram em franca atividade profissional, responsáveis pelos seus próprios filhos ainda jovens demais para manejarem suas atividades de forma independente, o que costuma fazer com que o cuidado com os pais se torne algo extremamente dispendioso não só do ponto de vista psicológico, mas também prático.

Por outro lado, quando a necessidade é de cuidar do próprio cônjuge, além da sobrecarga emocional inerente à mudança na relação conjugal, estão envolvidas importantes alterações na rotina do casal que demandam o *cuidador* fisicamente, já que frequentemente o cuidado requer o apoio nas atividades da vida diária como o deambular, mobilidade em cadeira de rodas, banho, vestir, entre outras. A sobrecarga física e psicológica pode se mostrar ainda maior, quando consideramos as peculiaridades dos cuidados praticados por idosos aos seus cônjuges. Não é raro que esses *cuidadores* em específico já tenham uma condição de fragilidade, fazendo com que o cuidado para com o parceiro represente exigência excessiva à sua condição física e psicológica.

A Figura 2 ilustra de forma sucinta mudanças essenciais da dinâmica do cuidado decorrentes do adoecimento de um familiar e seus impactos na vida do cuidador.

Os prejuízos funcionais do paciente relacionados à dependência ou necessidade de supervisão para o desempenho das atividades da vida diária frequentemente acarretam mudanças na rotina do paciente e consequentemente do *cuidador*, que se desloca para fazê-lo ou deixa de desempenhar outras atividades para suprir essa necessidade, acarretando custos financeiro e pessoal.

As mudanças comportamentais frequentemente, embora não exclusivamente, observadas em idosos com doenças neurodegenerativas são responsáveis por mudanças importantes na dinâmica das relações familiares, ocasionando inversões de papéis e dificuldades de relacionamento, convivência e manejo, aspectos que

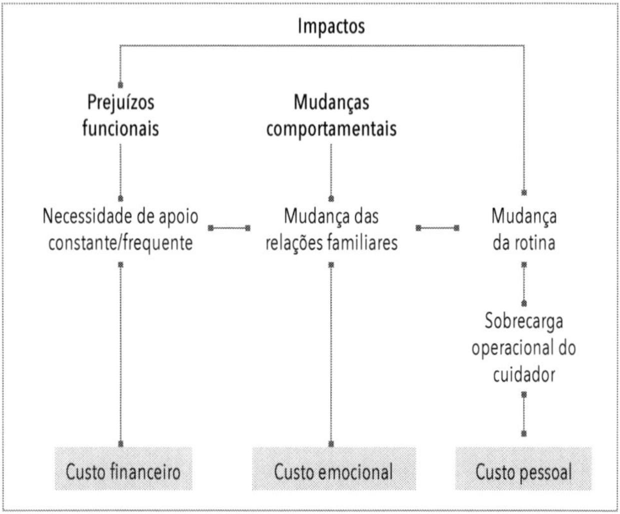

Figura 2 As características do cuidar e seus impactos na vida dos cuidadores.

geram sobrecarga emocional e aumentam o risco de adoecimento psíquico do *cuidador*.

POR QUE CUIDAR DE QUEM CUIDA?

Como visto anteriormente, na cultura ocidental, especialmente a cultura latina, delegar o cuidado de um familiar próximo (pais, cônjuge e, em algumas circunstâncias, os filhos) é visto de maneira negativa. Na prática clínica, frequentemente, ouvimos queixas de familiares que, exaustos e com pouca ou nenhuma condição de assumir todos os cuidados em relação ao familiar adoecido, sentem-se obrigados a fazê-lo e referem sentirem-se culpados com o próprio desgaste, ou por considerarem a possibilidade de contratar um profissional ou de transferir o cuidado para uma instituição. Aspectos culturais como esse impedem que esses familiares assumam o cuidado dentro das suas possibilidades, o que implica sobrecarga por acumularem essa atividade em sobreposição às já desempenhadas por eles.

Estudos já relacionados neste livro demonstraram que o estresse associado ao cuidado é importante fonte de sofrimento ao *cuidador*, além de estar relacionado a maior necessidade de institucionalização, negligência e maus-tratos contra idosos. Dessa forma, é importante salientar que a necessidade de se oferecer cuidados ao *cuidador* ultrapassa sua própria saúde para influenciar diretamente a pessoa sob os seus cuidados.

Outros estudos demonstraram que idosos acometidos pela demência da doença de Alzheimer, cujos *cuidadores* recebiam orientação sobre o cuidado e manejo dos sintomas cognitivos e comportamentais, tiveram um curso evolutivo da doença mais benigno, no que se refere à frequência e magnitude dos sintomas comportamentais como agitação, agressividade e alterações do sono. Embora esse seja um benefício em si mesmo, é evidente que a benignidade desse curso diminui a sobrecarga dos *cuidadores*, diminuindo, portanto, o impacto do cuidar em sua saúde mental.

RECURSOS E OBSTÁCULOS

Alguns sintomas e comportamentos do paciente ou características da relação de cuidado são mais frequentemente associados ao adoecimento psíquico do *cuidador*. No que se refere ao contexto do cuidado, o fato de o *cuidador* residir na mesma casa da pessoa de quem se cuida, a qualidade da relação entre eles, a natureza obrigatória ou voluntária do cuidado e o custo financeiro do cuidado para o *cuidador* são alguns elementos frequentemente associados a maior risco de adoecimento mental do *cuidador*. Esse risco também será maior quanto maior for o comprometimento cognitivo do paciente, suas limitações no autocuidado, a magnitude e frequência de sintomas comportamentais e a presença de comorbidades. Quanto menor o tempo livre disponível para o *cuidador*, maior o risco de adoecimento. Esses elementos devem ser observados como pontos de alerta pelos *cuidadores* que, na vigência de condições como essas, devem atentar para a necessidade de buscarem apoio.

Embora os estudos mais frequentemente abordem estratégias para a prevenção de doenças que possam acometer a saúde mental do *cuidador*, desencadeando a síndrome do cuidador, nem sempre é possível tomar atitudes em tempo de evitar a sobrecarga. Sendo assim, é de fundamental importância saber identificar sintomas ou consequências do cuidar que requeiram atenção por sua influência direta na saúde física e psicológica do *cuidador*. Retomando, os sinais principais de que o *cuidador* pode estar em risco de desenvolver a síndrome do cuidador compreendem:

- Sobrecarga física: fadiga, exaustão, alterações do sono, diminuição da força e resistência.
- Sobrecarga psicológica: irritabilidade, raiva, humor deprimido, dificuldade de concentração, dificuldade de memória devido ao luto e à tristeza.
- Distanciamento social e sentimento de isolamento.
- Perda da intimidade com a pessoa cuidada.
- Sobrecarga financeira: dificuldade de cumprir com as responsabilidades profissionais, pondo em risco a estabilidade profissional ou o próprio emprego.

Alguns elementos são considerados mediadores na prevenção do adoecimento psíquico de *cuidadores*, cumprindo importante papel de suporte e recurso de enfrentamento das adversidades inerentes ao cuidar. O suporte social é o primeiro deles, relacionado ao número de amigos e familiares próximos, que proporcionem interações sociais positivas e afetivas, além de suporte emocional e instrumental. A presença dessa rede de apoio pode se constituir como fator determinante na prevenção de sintomas ansiosos e depressivos.

Embora as pesquisas apontem para a evidente influência do contexto e do suporte social na capacidade do *cuidador* de lidar com os desafios do cuidar, elas têm demonstrado que os recursos e as características pessoais próprios de cada *cuidador* possam estar ligados à sua resiliência e capacidade de enfrentamento desses desafios.

Os atributos psicológicos do próprio *cuidador* podem ser vistos como importantes recursos internos, ou obstáculos à experiência do cuidar. O estilo de enfrentamento de cada um pode estar dirigido aos problemas que se apresentam, lidando de forma mais realista com cada um deles, ou às emoções, tendendo a uma visão mais subjetiva e pouco prática do cuidado. O primeiro admite que as situações possam ser solucionadas de maneira objetiva, permitindo ao *cuidador* se sentir capaz de manejar as diferentes situações enfrentadas no dia a dia.

A autoestima elevada ou rebaixada, a presença ou ausência de sentimento de culpa, senso de competência e alta resiliência são mais alguns desses atributos pessoais a serem analisados como recursos internos do *cuidador*. Dentre eles, a resiliência pode ser entendida em dimensões como competência pessoal, tenacidade, tolerância a efeitos negativos, relações seguras, aceitação positiva de mudanças, dentre outras características. Indivíduos dotados dessas características tendem a manifestar melhores recursos para lidar com os desafios do cuidar, sendo menos acometidos pela síndrome do cuidador.

Estudos atuais incluem alguns comportamentos desses indivíduos como fatores negativos ao seu próprio bem-estar psicológico, podendo contribuir significativamente para o seu adoecimento. O primeiro deles se refere ao apego à prática de pensamentos positivos, especialmente quando usado como única forma de lidar emocionalmente com os desafios do cuidar, sem que sejam utilizadas outras estratégias. A negação e o uso exclusivo de estratégias de evitação dos problemas também elevaram os riscos de desfechos negativos à saúde mental dos *cuidadores*. Isso significa dizer que desviar-se dos problemas, evitando-os, negando-os ou atribuindo a eles propriedades positivas, impede o *cuidador* de lidar objetivamente com questões importantes ao seu próprio bem-estar e da pessoa sob os seus cuidados, o que pode contribuir para o aparecimento de sintomas depressivos e ansiosos.

Informe-se!

Uma das mais importantes estratégias de prevenção da síndrome do cuidador está associada à obtenção de informações sobre a doença, incluindo sintomas, evolução e desfecho. Conhecer a maneira como a doença frequentemente evolui permite ao *cuidador* reconhecer os sintomas e adquirir recursos e ferramentas de enfrentamento prático e pessoal consistentes.

No caso específico dos idosos, quadros degenerativos e progressivos como as demências cursam com alterações cognitivas que se sobrepõem e agravam ao longo do tempo, além de envolverem o aparecimento de importantes alterações do comportamento. Na clínica, ouvimos com frequência os familiares questionarem o diagnóstico em função de oscilações no comportamento, em que há dias em que ele se mostra mais capaz, outros em que não consegue realizar algumas tarefas com autonomia. A dúvida impede que o *cuidador* admita a necessidade de cuidados e intervenções de apoio e manejo fundamentais para que se lide adequada e eficientemente com o paciente.

Compreender as diferentes formas de manifestação da doença garante a implementação de estratégias de manejo adequadas, mais sólidas e consistentes, o que permite ao próprio paciente se beneficiar da estabilidade, diminuindo a frequência de estados de confusão e agitação.

Comunique-se!

A comunicação entre as pessoas envolvidas com o cuidado é fundamental não só para que as estratégias adotadas sejam uniformes, mas especialmente para que elas façam sentido a todos os envolvidos. É importante que o *cuidador* possa relatar e esclarecer à equipe profissional mudanças no comportamento da pessoa sob os seus cuidados, relatando suas dificuldades para que possa ser adequadamente orientado.

A compreensão das justificativas para o uso de um recurso e não de outro é importante para que o *cuidador* possa manter controle sobre o desfecho do uso desse recurso como eventuais efeitos colaterais de medicações, dificuldades de manejo, entre outras. Conhecendo todas as possibilidades, o *cuidador* pode preparar-se para elas, o que reduz o risco de que se tornem mais um desafio com o qual não está pronto para lidar. Além disso, a adoção de algumas condutas pode confrontar crenças e valores familiares e precisa ser questionada e avaliada conjuntamente, para que se chegue a um plano que respeite a todos os envolvidos.

Também se deve destacar a importância de que a comunicação envolva o paciente sempre que possível. Embora debilitado, ele deve ser ouvido e informado, sempre que essa informação lhe puder ser útil, que ele puder opinar ou tiver condições de escolher e participar da formulação de estratégias para o próprio cuidado. A falta de autonomia e independência é causa frequente de sintomas ansiosos e depressivos, além de interferir negativamente na relação de cuidado estabelecida.

Movimento e descanso

A prática de atividade física é uma estratégia amplamente estabelecida na literatura científica como apoio fundamental à promoção de saúde física e mental. A sobrecarga do cuidar frequentemente restringe os momentos livres, de descanso e autocuidado, contribuindo para o adoecimento psíquico e, nesse caso, a instalação da síndrome do cuidador.

É frequente que, sob o efeito de aspectos culturais já mencionados, *cuidadores* não se permitam o descanso, engajando-se em atividades relacionadas ao cuidado em tempo integral, negligenciando a própria saúde, o que, indiretamente, prejudica o próprio cuidar.

Cuidadores também abandonam com frequência momentos de convivência social e lazer. A restrição de sua disponibilidade em função da sobrecarga e do senso de responsabilidade associada ao papel culturalmente construído do *cuidador* o leva ao isolamento e enfraquecimento de sua rede de apoio psicológico, o que contribui para o seu adoecimento psíquico. Estudos têm demonstrado que a percepção do suporte social funciona como modulador da percepção do *cuidador* sobre a própria saúde, o que significa que, quanto maior e melhor o suporte social, melhor a percepção dele sobre a própria saúde, experimentando menor reatividade emocional às situações estressantes do dia a dia. O suporte emocional e as interações sociais têm sido observadas nos estudos como importante fator de influência na sobrecarga emocional de *cuidadores*.

Os estudos atuais aqui mencionados têm apresentado importantes estratégias para a prevenção em saúde mental de *cuidado-*

res. Os benefícios de curto e longo prazo dessas intervenções têm sido analisados em termos do bem-estar emocional e da presença ou não de problemas de saúde mental em cuidadores.

Como dito anteriormente, é fundamental que essas propostas sejam analisadas e implementadas considerando as peculiaridades de cada família e de cada pessoa, com suas características, crenças e valores. Qualquer estratégia interventiva ou preventiva deve considerar o indivíduo dotado de história e inserido em um contexto sociocultural, seja ele o paciente ou o *cuidador*. O processo de implementação das estratégias deve envolver todas as personagens dessa história: ora sujeitos, ora objetos dessas ações.

Sugestões de leitura e outras mídias

Livro

- *O escafandro e a borboleta*, de Jean-Dominique Bauby. São Paulo: Martins Fontes, 2009. O livro traz uma reflexão importante sobre a comunicação entre *Cuidadores* e pacientes com limitações severas.

Podcast

- *Cuidadoras de idosos*. Episódio 7. Podcast Cuidar, verbo coletivo. Google Podcasts. Traz um debate entre Daniel Groisman, professor, pesquisador e coordenador do Curso para Cuidadores de Pessoa Idosa da EPSJV/Fiocruz, e Anna Bárbara Araújo, doutora em Sociologia pela UFRJ, consultora da ONU Mulheres e pesquisadora do NESEG/UFRJ e do LABGEN/UFF, buscando investigar a realidade das *cuidadoras* de idosos. Para acessar o *podcast*, digite o nome do arquivo aqui referido na ferramenta de buscas de seu computador.

5 Recomendações e orientações práticas aos cuidadores

Livea Carla Fidalgo Garcêz Sant'Ana
Júlia Cunha Loureiro

PARTE I – CUIDANDO DE QUEM CUIDA

Reconhecer no *cuidador* a figura de um ser humano e, portanto, alguém com habilidades e inabilidades, necessidades básicas e complexas, configura ponto de partida para que uma atribuição primordial desse ofício seja cumprida. A seguir, estão reunidas recomendações e orientações práticas aos *cuidadores* com o objetivo de ajudá-los a desenvolver habilidades para reconhecer suas limitações, reconhecer o momento de buscar ajuda e, principalmente, cuidar de sua própria saúde mental enquanto trabalha como *cuidador*.

Cuidar-se

Parece simples e, talvez de fato seja, em conceito. Entretanto, a negligência em cuidar-se é parte essencial da síndrome do cuidador. Cuidar-se é como um mandamento para quem se disponibiliza para a arte do cuidado. Seguem algumas recomendações, as quais se sugere que sejam lidas e praticadas como deveres – e o primeiro dever é consigo mesmo.

Dormir

O *cuidador* precisa contar com noites de sono reparadoras. De modo ideal, dormir de forma contínua, sem interrupções ou despertares, em ambiente de luz baixa, com nenhum ou pouquíssimos estímulos de qualquer natureza, é regra básica de qualquer *cuidador*.

Alimentar-se

Outra tarefa vital do *cuidador* é prezar por uma alimentação balanceada, completa em aspecto nutritivo. As habilidades de um ser humano, desde as mais básicas e automáticas até as mais complexas, necessitam de uma estrutura fortalecida. Assim como uma construção precisa de alicerces sólidos e com um bom planejamento de materiais para a sua composição, o *cuidador* precisa abastecer o corpo e nutri-lo para que seja capaz de lidar com as atividades diárias. A alimentação adequada é, portanto, um requisito fundamental para o seu autocuidado.

Técnicas de relaxamento

Use e abuse de técnicas para relaxar durante o dia a dia. Práticas como meditação, técnicas de respiração e o ato de voltar seu pensamento concentrado ao que está ocorrendo no presente são atividades que auxiliam na sensação de bem-estar e podem ajudar a diminuir a ansiedade e o estresse ocasionados pela rotina. Essas são formas eficazes e já reconhecidas pela Organização Mundial da Saúde e no meio científico como técnicas de relaxamento.

Descansar

Desfrute de momentos sem propósito de produtividade. Hidratar-se, alimentar-se bem, dormir e relaxar são atividades tão essenciais quanto qualquer outra na rotina do *cuidador*. Elas promovem equilíbrio, cuidar do corpo, matéria-prima e concreta, é lei para quem dispõe de tempo e energia para cuidar do outro em longas rotinas.

Conhecer-se, conhecendo o outro: uma forma de autocuidado

É fundamental partir do princípio de que o ato de cuidar implica uma relação. Sendo assim, a rotina saudável de um *cuidador* está pautada no estabelecimento e na manutenção de um bom relacionamento com a pessoa cuidada. Contudo, a dificuldade é o gatilho para a demanda de quem precisa de cuidados por alguém que cuide. Logo, lidar com a adversidade não é uma tarefa de exceção. *Cuidadores* com maior desenvolvimento da autocompaixão mostram-se mais resilientes ao esgotamento no trabalho e cuidam de modo mais compassivo, comparado àqueles, formais ou informais, com menor nível de desenvolvimento dessa característica.

Gentileza consigo mesmo

Disponibilizar-se a conhecer as características, os desejos e as frustrações da pessoa a quem o cuidado será oferecido pode estimular a capacidade empática do *cuidador*. Reagir ou responder às próprias dificuldades com um autodirecionamento mais gentil, menos autocrítico ou excessivamente julgador em relação a si mesmo pode trazer mais leveza à rotina do *cuidador*.

Rotina da vida no trabalho

O planejamento da rotina do *cuidador*, embora seja voltado primordialmente para atividades que, no trabalho, envolvem servir à pessoa cuidada, é salutar que inclua práticas de manutenção de seu autocuidado. Da mesma forma que as necessidades básicas desempenham função crucial para que possamos estar aptos a ser e estar em diferentes espaços, é importante que o *cuidador* zele por si. Afinal, a rotina de trabalho cuidando compõe uma fração da vida de um ser humano, que também demanda necessidades.

Intervalos na rotina

Sugere-se aproveitar oportunidades em que outras pessoas que compartilham o cuidado estejam presentes e estabelecer pequenas pausas durante a jornada.

Atenção para si

É importante realizar um automonitoramento periódico quanto à disposição física e emocional e ao teor dos próprios pensamentos durante a rotina de cuidado. Devem-se avaliar critérios como o tempo dedicado a cuidar da própria saúde, desenvolvimento de projetos pessoais, passeios, descanso, encontros com familiares ou amigos. Deve-se refletir se a ocorrência de sentimentos e/ou pensamentos negativos (raiva, tristeza, culpa, frustração, menos-valia) na rotina é comum e/ou impactante a ponto de provocar algum sofrimento.

Pequenos gestos

Recomenda-se aproveitar os momentos de redução na exigência de monitoramento, como, por exemplo, quando a pessoa cuidada assiste à televisão ou escuta música, e colocar em prática atividades como alongamentos, automassagem nas mãos e nos pés, espreguiçar-se ou outras formas de relaxamento.

Direcionar a paciência

A primeira pessoa que deveria receber um olhar cuidadoso do *cuidador* é ela mesma. A paciência pode ser considerada uma virtude, ponto de partida para colocar em prática na rotina. Ter paciência envolve despertar para tudo aquilo que ainda é preciso aprimorar, para as falhas, os equívocos, os que já ocorreram e aqueles que decerto estão por vir. Os sentimentos de culpa costumam germinar da reação de surpresa que se tem diante das dificuldades, erros e tudo aquilo que poderia ser melhor do que foi feito. Na prática, a realidade é que erros sempre acontecem, e essa é uma das poucas certezas que temos. É importante que o *cuidador* se conscientize disso como um ato de paciência consigo próprio e sua jornada.

Sentimentos negativos: identificar, aceitar e...

Identificar sentimentos que podem acontecer na rotina, como irritabilidade, tristeza, desânimo e culpa, e aprender a dissolvê-los de forma instantânea para que sejam trabalhados com maior profundidade em outro espaço, não acarretando disfuncionalidade ao *cuidador*. A identificação e a aceitação de que sentimentos negativos podem ocorrer precisam ser isentas de juízo de valores na recepção desses sentimentos. Está tudo bem ter sentimentos negativos às vezes, isso pode acontecer com qualquer pessoa. Esteja ciente disso, *cuidador*.

...Dissolvê-los

Por fim, dissolvê-los compreende uma breve racionalização acerca das razões pelas quais o *cuidador* se sente dessa forma e buscar saná-los, pelo menos naquele momento. Admitir limitações, expressar esses sentimentos e analisá-los com outra pessoa, relembrar que muitas das chateações não circundam dificuldades ou problemas do *cuidador* ou são exclusivamente de responsabilidade dele, mas estão relacionadas também ao caráter do serviço prestado e, por vezes, à personalidade de quem está sendo cuidado.

Disponibilidade para receber ajuda

É comum a expectativa de ser onipotente por parte do *cuidador*. Essa ilusão dificulta a abertura para aceitar e pedir ajuda, pois tal atitude implicaria admitir uma realidade: a falibilidade. Mesmo munido de estratégias de autocuidado, gerir sozinho suas atividades, conflitos ou dificuldades é um desafio para seres sociais. Procurar auxílio, orientação, escuta ou aceitá-los quando oferecidos podem denotar que o *cuidador* tenha experienciado dificuldades na execução de sua função, mas também sinaliza a intenção de aprimoramento. A sobrecarga é uma realidade. A possibilidade de superação dos conflitos que a circundam também deve ser.

Buscar apoio

Sugere-se participar de grupos de suporte. Compartilhar experiências com pessoas que vivenciam dificuldades semelhantes pode ajudar a minimizar sentimentos de culpa e menos-valia, permitir a reflexão sob diferentes pontos de vista e desenvolver novas estratégias para lidar com os problemas enfrentados na rotina de trabalho. Além disso, é uma oportunidade para conhecer pessoas novas e ampliar o círculo de amizades.

Pedir ajuda

Recomenda-se fazer uma lista de atividades que possam direcionar o engajamento de outros familiares e amigos dispostos a participar do cuidado. Algum familiar poderia fazer uma caminhada com a pessoa cuidada em alguns períodos da semana, por exemplo. Um amigo poderia cozinhar para o *cuidador* ou auxiliar em outras tarefas da casa. Incluir pessoas próximas ou que participam da rede de cuidado nos planos de vida e trabalho é uma forma de minimizar a sobrecarga.

Buscar auxílio profissional

Pode-se conversar sobre essas questões com o profissional de saúde de referência do *cuidador*. Consiste em uma maneira de avaliar pontos que precisam de mais atenção e evitar a normalização de sintomas de sobrecarga. Trata-se, também, de uma oportunidade para o *cuidador* reconhecer seus limites e recapitular o principal dever do *cuidador*: cuidar-se.

Fazer rodízios

Recomenda-se alternar a rotina de atividades do trabalho com outros possíveis *cuidadores*. Com o intuito de que o *cuidador* se sinta revigorado e com as energias restabelecidas, devem-se reservar alguns períodos ou dias para descansar e/ou investir em projetos paralelos.

Comunicar-se

É essencial evitar o acúmulo de desconfortos, pois isso tende a intensificar pensamentos e sentimentos negativos a respeito das situações vividas. Os problemas devem ser abordados em estágios precoces. Enquanto os problemas são compreendidos como simples, costuma ser mais fácil buscar soluções e comunicá-los de modo assertivo.

Reportar dificuldades

Incentivam-se reuniões periódicas do *cuidador* com os familiares e outras pessoas envolvidas na rede de cuidado. Seja o *cuidador* formal ou informal, é fundamental o estabelecimento de um canal de diálogo aberto desde o início dos cuidados. A comunicação precisa ser um hábito cotidiano. Com isso, o *cuidador* poderá compartilhar dificuldades, propor soluções, expor incômodos ou elaborar e repensar estratégias para manejar as situações da rotina junto com esse núcleo de pessoas.

Conversar com quem é cuidado

Encoraja-se que a pessoa cuidada seja comunicada sobre eventuais mudanças e decisões. Poder compartilhar as decisões pode auxiliar na manutenção de uma relação saudável entre *cuidador* e pessoa cuidada. A instauração de um vínculo honesto promove maior empatia na interação e ajuda no consentimento da pessoa cuidada quando da determinação pelo *cuidador* do planejamento da rotina. Essa abordagem pode tornar menos angustiante a rotina de trabalho e transformar o sentimento de culpa em corresponsabilização, na medida do que é viável.

Planejamento de tarefas

O planejamento de tarefas e da rotina tem duplo efeito na qualidade de vida do *cuidador*. Promove (1) a organização do trabalho, que assegura a execução de suas obrigações com maestria, resultando em satisfação pessoal e garantia de melhor qualidade de vida; e (2) permite ao *cuidador* a inserção de momentos e atividades em que é possível obter alívio mental. Atividades de lazer, momentos de descanso e leitura ou estudo poderão, assim, ser incluídas mais facilmente na rotina de trabalho de quem cuida.

Definir propósitos

Devem-se entender o papel e as atribuições da função de *cuidador* e, a partir disso, traçar alguns objetivos. Ao defini-los, torna-se mais simples a visualização dos requisitos e direcionamentos para atingi-los. Destrinchá-los em metas menores a fim de obter um plano de ação pode ser uma ótima estratégia na rotina de trabalho. Dispor de um plano diário para a execução das atividades pode minimizar eventuais sentimentos de exaustão e baixa produtividade, além de dispensar planejamentos emergenciais ou resoluções instantâneas.

Estabelecer prioridades

Recomenda-se estipular a realização das tarefas por ordem de prioridade e estimar o tempo aproximado que cada uma despenderá para ser feita. No caso de uma tarefa mais suscetível aos imprevistos, sugere-se reservar tempo extra para a sua execução, evitando comprometer a realização de outras atividades.

Organizar o tempo

Encoraja-se planejar a distribuição da lista de atividades diárias de maneira que seja respeitada a jornada de horas prevista para a prestação de cuidados. Grande parte das tarefas são cíclicas, ou seja, se repetem regularmente. Pelo fato de a fonte de demandas ser infinita, compreende-se como uma questão de salubridade limitar-se à execução de apenas o que está dentro do possível para cada dia.

Informar-se

É importante que o *cuidador* busque ativamente por orientação em relação à rotina de serviços. Conhecimento sobre a doença e sobre as dificuldades a que a pessoa cuidada está submetida permite ao *cuidador* adequar expectativas, garante-lhe maior segurança quanto à sua capacidade de desempenhar as atividades a que foi designado e impacta diretamente em sua autoestima.

Orientações burocráticas

No caso de um *cuidador* formal, é importante assegurar-se da regulamentação do exercício da profissão, principalmente no que tange ao funcionamento da relação trabalhista. No contexto de *cuidador* informal, é igualmente importante orientar-se a respeito das atribuições a que se propõe, o quanto elas demandam maior estrutura ou outras competências. Sabe-se que o *cuidador* percorre uma jornada com menos intercorrências quando está bem esclarecido acerca do que abrange a sua gama de possibilidades de atuação, bem como suas limitações.

Manter-se atualizado

Quando houver dúvidas sobre o manejo de alguma situação ou dificuldade da pessoa cuidada, recomenda-se que o *cuidador* busque orientação com uma equipe de saúde, grupos de apoio ou membros da família. Essa postura tende a estimular a autoeficácia do *cuidador*.

Especialização e capacitações

Buscar uma formação e preparo técnicos para trabalhar no cuidado de pessoas com déficits em sua autonomia favorece a sensação de mais-valia do *cuidador* quanto à competência de seu ofício. Assim como, para consolidar a perspectiva da prestação de cuidado como uma profissão e, dessa forma, desvinculá-la de qualquer tipo de conotação referente a uma "ajudinha" ou "forcinha" com "outra coisa".

Particularidades do cuidador da pessoa com deficiência

Desde estágios muito precoces do desenvolvimento neuropsicomotor (DNPM), o *cuidador* da pessoa com deficiência precisa oferecer suporte para superar as limitações que a pessoa cuidada apresenta no desempenho das atividades diárias. Em muitos casos, algum grau de dependência persiste com a passagem dos anos. Os estágios precoces do DNPM são reconhecidos como o momento mais relevante para que a pessoa cuidada receba instruções e estímulo no que se refere ao desenvolvimento de habilidades e conquista de autonomia. A qualidade do investimento em estimulação aplicado nesse momento impactará de forma determinante no que virá a se tornar o papel do *cuidador* ao longo dos anos. O processo de estimulação e cuidado da pessoa com deficiência sofre constantes transformações. Pelo fato de o cuidado, nesse contexto, abranger diferentes fases da vida e correr em paralelo com o próprio desenvolvimento do organismo, há variações nos níveis de exigência e esforços aplicados. O *cuidador* precisa aplicar a mesma resiliência e disponibilidade para compreender as limitações e exigências da pessoa cuidada para si próprio. Ao cuidar de pessoas com condições crônicas, o processo de lidar com frustrações deve ser contínuo e oscilante.

Definir os próprios limites

Ao *cuidador* recomenda-se o exercício diário de compreensão e aceitação de seus próprios limites. Deve definir suas próprias barreiras e responsabilidades em relação ao alcance do que pode oferecer de suporte, estimulação, reabilitação ou compensação de habilidades nas tarefas que a pessoa com deficiência demanda. Em geral, são fundamentadas no princípio da corresponsabilização. Ao entender as partes que cabem ao seu conhecimento e capacidades, o *cuidador* se previne de desgastes e sofrimentos de que não tenha lastro na realidade.

Cultivar a vida pessoal

É muito frequente que o *cuidador* da pessoa com deficiência abdique, de forma automática, de suas próprias necessidades. Recomenda-se que o *cuidador* conte com a ajuda de amigos, familiares ou serviços voluntários para cultivar o hábito da pausa, do tempo livre, dos estudos, enfim, da vida pessoal. O *cuidador* precisa chegar ao fim do dia com a sensação de missão cumprida também em relação ao andamento de sua vida particular.

Identificar e fortalecer redes

Qualidade de vida é um conceito que se refere à percepção do sujeito de que está inserido em uma condição de vida, cultura e sistemas de valores que lhe tragam bem-estar. A promoção do autocuidado precisa ser pensada em perspectiva macro, considerando referências e consensos do que se entende como boas práticas de saúde. No entanto, é imprescindível relembrar o caráter individual da ideia de qualidade de vida, já que as pessoas nutrem diferentes valores, motivações e advêm de núcleos e culturas também distintas. Cada pessoa tem, portanto, um entendimento próprio acerca de como essas práticas devem ocorrer.

O modelo biopsicossocial é bastante utilizado na prática de saúde em atenção básica para analisar a origem de doenças, prognósticos, comorbidades e planos terapêuticos. Em sua essência, essa abordagem considera e possibilita uma compreensão mais apurada acerca da complexidade do ser humano e da natureza multifacetada de suas expressões e sua relação com o mundo. Entender essa relação considerando aspectos de ordem biológica (genética, necessidades fisiológicas), psicológica (humor, comportamento, personalidade) e social (família, cultura, fator socioeconômico) pode auxiliar na percepção e no zelo pelo autocuidado a partir de outros ângulos. A Figura 1 ilustra o esquema biopsicossocial de autocuidado. É possível planejar as ramificações de cada núcleo de modo que a gama de possibilidades seja extensa.

Outra ferramenta utilizada na área da saúde é o Ecomapa (Figura 2), que fornece uma visão panorâmica de análise acerca da própria rede de suporte com a qual o *cuidador* pode contar. Ele pode facilitar a identificação de potenciais novos vínculos e de pon-

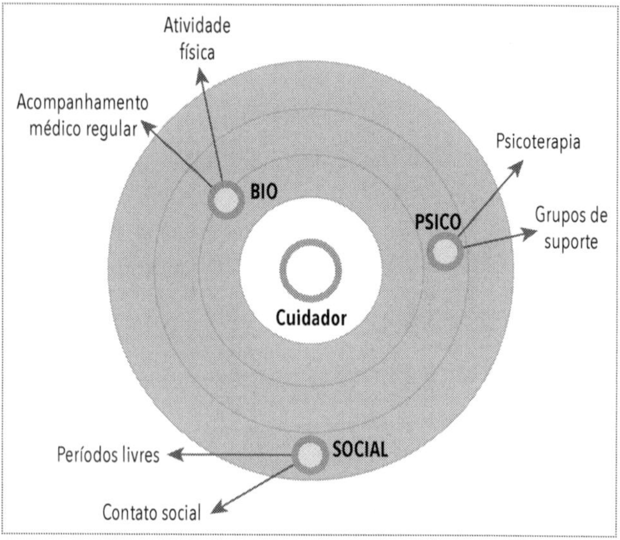

Figura 1 Ilustração do esquema biopsicossocial de autocuidado.

tos de fragilidade na rede de apoio. De forma similar ao raciocínio da árvore genealógica, o Ecomapa propõe conceitos gerais de relações mais frequentes em uma rede de vínculos.

No modelo biopsicossocial (Figura 1) são representadas as relações significativas do sujeito (familiares, amigos próximos, vizinhos), o trabalho (pares profissionais, funcionários da empresa, do restaurante), serviços da comunidade (escola, unidade de saúde, centros culturais) e grupos sociais (igreja, associação, clube). Esse modelo sugere, portanto, uma generalização categórica de como costumam se constituir as redes de apoio. O Ecomapa, por sua vez, consiste em uma ferramenta personalizada, pois leva

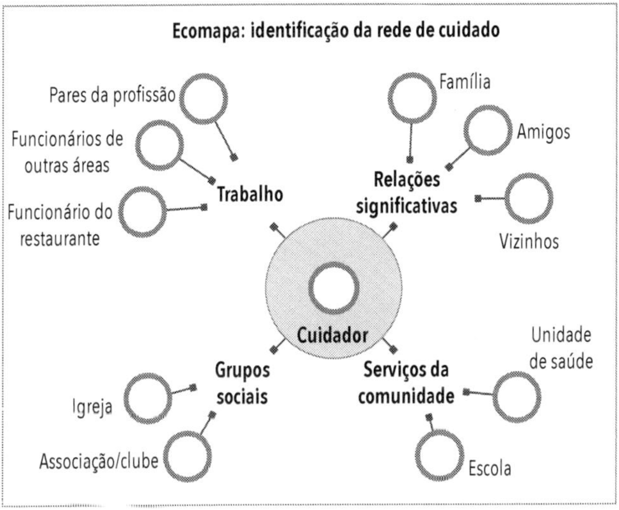

Figura 2 Exemplo de como o Ecomapa contribui para fornecer uma visão panorâmica de análise acerca da rede de suporte do sujeito.

em conta a realidade particular do indivíduo em questão. Compreende-se que cada pessoa conta com uma qualidade de rede suporte distinta.

Sugere-se que as recomendações práticas aos *cuidadores* sejam encaradas como regras de autocuidado a serem cumpridas no decorrer de sua jornada. Apesar de parecer um exagero ou conduta óbvia, ter em mente ou em mãos os direitos do cuidador é tarefa salutar. O *cuidador* que busca cuidar de sua saúde a partir de uma perspectiva integral costuma estar mais bem adaptado e responsivo aos desafios da rotina de cuidado com uma pessoa dependente. Segue a Cartilha dos Direitos do *cuidador* (Cartilha 1) separadamente daquela dos direitos do *Cuidador* familiar (Cartilha 2), adaptadas de um manual organizado por Tomiko Born em 2008. Com intuito de sintetizar e guiar tarefas importantes ao *cuidador*, seguem as Cartilhas.

Cartilha 1

1° Tenho direito a cuidar de mim.

2° Tenho direito a receber ajuda e participação dos familiares no cuidado do idoso dependente.

3° Tenho direito a procurar ajuda.

4° Tenho direito a ficar aborrecido, deprimido e triste.

5° Tenho direito a não deixar que meus familiares tentem me manipular com sentimentos de culpa.

6° Tenho direito a receber consideração, afeição, perdão e aceitação de meus familiares e da comunidade.

7° Tenho direito a me orgulhar do que faço.

8° Tenho direito a proteger minha individualidade, meus interesses pessoais e minhas próprias necessidades.

9° Tenho direito a receber treinamento para cuidar melhor do idoso dependente.

Cartilha 2

1° Tenho direito a ter tempo para mim mesmo e dedicar-me a atividades em meu próprio benefício, sem sentimento de culpa.

2° Tenho direito a ter sentimentos negativos por ver um ente querido enfermo ou por ver que vai perdê-lo.

3° Tenho direito a resolver por mim mesmo aquilo que tenho capacidade de resolver e a pedir informações sobre aquilo que não compreendo.

4° Tenho direito a buscar soluções razoavelmente adequadas às minhas necessidades e aos meus entes queridos.

(continua)

(continuação)

5º Tenho direito a ser tratado com respeito pelas pessoas a quem solicito conselho e ajuda.

6º Tenho direito a ser reconhecido como membro importante e indispensável da minha família, inclusive quando meus pontos de vista não coincidem com os dos outros.

7º Tenho direito a querer bem a mim mesmo e admitir que faço o que é humanamente possível.

8º Tenho direito a aprender e ter tempo necessário para aprender.

9º Tenho direito a admitir e expressar sentimentos, tanto positivos como negativos.

10º Tenho direito a dizer não quando as exigências são excessivas, inapropriadas ou pouco realistas.

11º Tenho direito a ter a minha própria vida.

PARTE II – ESTRATÉGIAS NO MANEJO DA PESSOA DEPENDENTE

Aspectos clínicos da demência

Quando uma pessoa tem diagnóstico de demência, seja pela doença de Alzheimer, seja por outras causas, isso significa que ela apresenta dificuldade para realizar uma série de atividades muito corriqueiras:

- Aprender e lembrar informações, guardar histórias, guardar recados, lembrar o que foi comprar no supermercado.
- Fazer tarefas que envolvem diversas etapas (cozinhar, consertar uma tomada, lidar com aparelhos eletrônicos ou eletrodomésticos, dirigir automóvel, fazer compras e contar o troco).
- Compreender problemas e tomar decisões sobre assuntos do dia a dia (escolher o que fazer com o próprio dinheiro, escolher entre duas opções de tratamento médico).

- Encontrar palavras, de forma que as frases podem ficar com sentido incompleto.

Localizar-se em caminhos pouco frequentes, passando a preferir caminhos mais conhecidos, até que isso também se agrave. Alguns indivíduos chegam a se perder dentro de casa.

Todas essas alterações vão aparecer e progredir lentamente, levando a prejuízos na vida do sujeito e impacto na vida dos familiares, que, muitas vezes, não estavam preparados para assumir todas essas tarefas. Ao longo dessa progressão gradual, as demências se dividem em fases leve, moderada e grave. Em geral, podemos observar os seguintes sintomas em cada fase:

- Fase leve: amigos, familiares ou colegas de trabalho podem notar alguma dificuldade. A pessoa perde agilidade para encontrar palavras ou nomes no discurso; esquece informações recentemente aprendidas; pode perder objetos ou esquecer onde os guardou; passa a ter dificuldade para se organizar com tarefas mais complexas (gerenciamento das finanças, processos do trabalho, administração das próprias medicações).
- Fase moderada: observam-se lacunas na memória e no pensamento, com necessidade de maior auxílio nas tarefas cotidianas, como tomar banho, escolher roupa, se vestir, fazer higiene íntima de maneira apropriada. O sujeito passa a ter dificuldade para se orientar temporalmente (dia, mês, ano) e no espaço (é comum que a pessoa solicite de forma repetitiva "quero ir para casa", estando nela própria). Alterações do comportamento podem incomodar muito: dificuldades com o sono, delírios, agitação/agressividade, compulsões e/ou perambulação (ficar andando pela casa sem propósito ou se perder). O indivíduo pode passar a ter dificuldade para lembrar do nome do cônjuge ou distinguir graus de parentesco.

- Fase grave: nesse estágio, os indivíduos perdem a habilidade de resposta ao meio ambiente. Observam-se uma grave redução da capacidade de se comunicar pela fala (perda da linguagem) e dificuldade para caminhar. A pessoa passa a precisar de ajuda para a maior parte dos cuidados pessoais diários (alimentação, uso do banheiro, deslocamento). Podem perder a capacidade de sorrir e de se sentar sem apoio. Podem ocorrer rigidez muscular e contraturas doloridas. Ocorre ainda comprometimento da deglutição, com risco de engasgos, em alguns casos necessitando de sonda nasoenteral ou gastrostomia.

Em paralelo à perda de autonomia, constata-se perda da capacidade de comunicação, de interpretação do ambiente e de adaptação a eventuais mudanças na rotina. Nas fases moderada e grave, essa perda de resiliência pode se manifestar, na pessoa com demência, como distúrbios de comportamento. O Quadro 1 lista os principais sintomas comportamentais que costumam interferir na qualidade de vida da pessoa cuidada e do *cuidador*.

QUADRO 1 Distúrbios comportamentais mais comuns que acometem a pessoa com diagnóstico de demência

Ansiedade	Nervosismo, preocupação, sentimento de insegurança, sensação de coração acelerado em determinadas situações, como antes de consultas médicas ou quando fica sozinho.
Apatia	Um dos sintomas mais frequentes, porém pouco notado pelas famílias. O indivíduo apresenta certo distanciamento do ambiente, reage pouco aos estímulos, tem pouca iniciativa, pode ficar longos períodos sem falar espontaneamente, pede pouco ou quase nada (comida ou água, por exemplo).

(continua)

QUADRO 1 Distúrbios comportamentais mais comuns que acometem a pessoa com diagnóstico de demência (*continuação*)

Alteração no comportamento sexual/desinibição	O mais comum é que a pessoa apresente redução do interesse sexual. Algumas vezes, no entanto, pode apresentar-se desinibida, requisitando práticas sexuais inapropriadas ou muito diferentes do que era seu habitual. A pessoa pode demonstrar perda do "filtro social", fazer comentários ou gestos que não faria habitualmente, tirar a roupa na frente dos outros ou se masturbar em público.
Alucinação	As mais frequentes são as alucinações visuais – a pessoa pode ver animais, pessoas, crianças que não são vistas por mais ninguém, ou seja, não existem. Quando ocorrem alucinações auditivas, a pessoa pode ouvir músicas ou outros sons.
Ilusão	A pessoa pode confundir um estímulo visual e interpretá-lo como outra coisa. Por exemplo, pode achar que uma cortina ou uma sombra é uma pessoa.
Delírio	A pessoa acredita que histórias fictícias são verdadeiras e pode sofrer bastante com isso. Os delírios mais comuns são de roubo ("alguém roubou meu dinheiro" ou "alguém vai roubar meu dinheiro"), ciúmes/infidelidade ("o cônjuge tem um amante"), paranoide ("alguém está rondando a casa" ou "alguém está me vigiando").
Agitação/ agressividade	Quando apresenta agitação, a pessoa pode ficar andando pela casa, inquieta, demonstrando estar incomodada, às vezes mais falante. A agressividade pode ser verbal (ofensas) ou física (contra pessoas ou objetos) e ocorrer como resultado de situações muito simples, como ser levada ao banho.
Comportamento motor aberrante ou andar a esmo	A pessoa pode ficar mexendo incessantemente em roupas, tira e põe coisas do armário. Também é comum ficar andando sem rumo pela casa, sem objetivo ou finalidade.

(continua)

QUADRO 1 Distúrbios comportamentais mais comuns que acometem a pessoa com diagnóstico de demência (*continuação*)

Depressão	A pessoa com demência pode se apresentar com tristeza, choro fácil, falta de prazer na vida e nas atividades. Esse quadro pode se acompanhar de alterações no sono e no apetite. Pode acarretar perda de engajamento em suas atividades; por exemplo, desânimo e desmotivação para a prática de atividade física ou recusa em frequentar um grupo de terapia ocupacional.
Distúrbios do sono	A pessoa pode se apresentar com insônia (dificuldade para iniciar o sono, manter o sono ou acordar cedo demais no fim da madrugada), pesadelos, ou se debater durante o sono. Em algumas ocasiões, pode ocorrer sonolência excessiva durante o dia, prejudicando sua rotina de atividades e sua saúde.
Distúrbios do apetite	Na maior parte dos casos, a pessoa passa a comer menos. Mas, em alguns casos, pode querer comer várias vezes, seja porque esqueceu que já almoçou ou porque não se sente saciada. Em outros casos, pode-se observar um aumento do apetite por alimentos doces ou preferência por alimentos muito específicos (por exemplo, comer apenas bananas).
Reações catastróficas	É um comportamento de crise em que a pessoa fica extremamente aborrecida, com uma reação desproporcional à causa do incômodo. Observa-se alteração súbita do humor, com choro, raiva, inquietação, eventualmente agressividade ou teimosia. Pode ser desencadeada por questionamentos que não soube responder, percepção de incapacidade para realizar determinada tarefa, sensação de estar perdida/desamparada, estar em um ambiente com muitas pessoas ou muitos estímulos, ter sido contrariada ou ter experienciado uma reação do *cuidador* em que este demonstrou impaciência ou irritabilidade.
Fenômeno do pôr-do-sol	As pessoas com alterações da cognição tendem a ficar mais inseguras ou confusas no fim do dia, quando começa a escurecer. São comuns reações de inquietação, agitação, discurso mais confuso ou desorientado.

Princípios e estratégias para administrar os distúrbios comportamentais

Para conseguir lidar de forma mais pragmática e efetiva com os distúrbios de comportamento, o *cuidador* deve, em primeiro lugar, aprender a reconhecê-los. É importante que o *cuidador* tenha clareza de saber que os sintomas não são uma afronta pessoal a ele, mas fruto da dificuldade da pessoa cuidada em compreender suas limitações e comunicar suas angústias. Comportamentos inapropriados podem estar associados a uma necessidade que não está sendo comunicada adequadamente. Por exemplo, uma pessoa que está incomodada pelo intestino preso pode ficar mais agitada e irritada, sem conseguir relaxar. Ou alguém que está sentindo calor pode ficar puxando a própria roupa em pleno almoço de família. Ser capaz de "enxergar além" do sintoma e ter de antemão um plano de ação pode ajudar o *cuidador* a se sentir mais preparado para enfrentar esse desafio.

QUADRO 2 Orientações e estratégias para manejo dos sintomas comportamentais pelo *cuidador*

Ansiedade	Se a pessoa demonstra estar ansiosa, recomenda-se tentar transmitir segurança, falar calmamente e de forma clara, explicar de forma simplificada qual será a próxima atividade, evitar listar uma série de planos ou falar de assuntos que sabidamente possam causar preocupação.
Alteração no comportamento sexual/desinibição	Orienta-se que o *cuidador* procure desviar a atenção da pessoa. Recomenda-se retirá-la discretamente do ambiente para que ela possa mudar o foco. Deve-se evitar constranger a pessoa ou combater diretamente qualquer comportamento inapropriado.

(continua)

QUADRO 2 Orientações e estratégias para manejo dos sintomas comportamentais pelo *cuidador* (*continuação*)

Alucinações/ilusão	É essencial verificar a saúde da audição e da visão da pessoa, pois déficits sensoriais podem predispor a interpretações equivocadas do ambiente. É importante transmitir segurança e tranquilidade; não se deve discutir com a pessoa a respeito das "visões". Recomenda-se tentar mudar o foco de atenção: buscar atividades de interesse, como rever álbuns de família ou ouvir música. No caso das alucinações/ilusões visuais, pode-se levar a pessoa para um outro cômodo da casa onde a iluminação seja melhor. Se a pessoa se incomodar com espelhos, sugere-se que sejam cobertos ou retirados. Cortinas, toalhas de mesa e papéis de parede muito estampados podem predispor a ilusões. Deve-se dar preferência a padrões lisos e claros.
Delírios	Para a pessoa, a história contada é real, então evite o embate direto. A eventual atitude de contradizê-la poderia piorar o sintoma, levando a reações de agressividade. O *cuidador* deve manter o ambiente previsível e familiar, evitando retirar objetos que conservem valor afetivo. Se a pessoa não confia em quem está cuidando do seu dinheiro, por mais competente que seja, transfira a atividade para alguém em quem ela confie. Acusações de roubo ou infidelidade não devem ser levadas para o lado pessoal. É comum que a pessoa tenha a ideia de que aquela casa onde ela vive não é a dela. Pode-se tentar mostrar objetos que ela reconheça como próprios. Se não funcionar, sugere-se levar para dar uma volta no quarteirão e, no retorno à casa/prédio, dizer que chegaram em casa.
Agitação/ agressividade/ reações catastróficas	A regra de ouro é: sempre evite o embate. Quando a pessoa está agitada, é importante procurar estabelecer a causa desse comportamento. Rotinas às quais a pessoa não está bem adaptada podem gerar crises de agressividade (horário do banho ou das refeições, ou atividades arbitrariamente impostas). Quando possível, recomenda-se que o *cuidador*

(continua)

QUADRO 2 Orientações e estratégias para manejo dos sintomas comportamentais pelo *cuidador* (*continuação*)

Agitação/ agressividade/ reações catastróficas	ofereça espaço para que a pessoa opine a respeito de horários e atividades que lhe tragam bem-estar. Em geral, deve-se buscar uma rotina o mais parecida possível com o habitual da pessoa antes da instalação da demência. No caso das reações catastróficas, é importante que o *cuidador* analise o seu próprio tom de voz, mantendo a calma. Deve dar preferência a palavras simples, instruções curtas, evitando falar muitas frases ao mesmo tempo na tentativa de mudar o foco.
Comportamento motor aberrante	Se o comportamento for de retirar e colocar coisas no armário, permita que a pessoa faça isso por algum tempo e depois tente chamar sua atenção para uma nova atividade agradável. Se o comportamento for de perambulação, podem-se instituir caminhadas pela manhã e no fim da tarde. Deve-se tomar cuidado com o risco de quedas. O ambiente deve ser protegido com grades nas janelas e sacadas, travas na porta de saída da casa. As chaves do carro devem ser escondidas longe do alcance da pessoa.
Distúrbios do sono	As orientações que trazem mais benefício no sono são (1) exercício físico, (2) exposição solar no período da manhã, (3) restrição de café ou líquidos que contenham cafeína após o almoço, (4) evitar cochilos durante o dia, (5) evitar permanecer na cama depois durante o dia, (6) manter o ambiente do quarto tranquilo e com temperatura agradável e (7) definir rotina de horários para dormir.

Sugestões de leitura e outras mídias

Guia

- Magalhães CMC, Carraro PFH, Martinez LCF, Carvalho PDP. Guia de cuidados para cuidadores de idosos. 2017. UFPA/Núcleo de Teoria e Pesquisa do Comportamento. Guia que foi resultado de uma pesquisa com *cuidadores* formais de idosos que tinha o objetivo de avaliar os riscos psicossociais e o estresse desses *cuidadores*.

Filme

- *Intocáveis.* (*Intouchables*). Lançamento em 31 de agosto de 2012. Duração de 1h52min. Drama. Direção de Éric Toledano e Olivier Nakache. Filme francês que aborda, pela via da comédia, a relação entre um *Cuidador* e um paciente, com momentos interessantes ao mostrar as improváveis semelhanças entre os dois papéis.

Podcast

- *Cuidador de idosos: a profissão que mais cresce no Brasil.* Canal de *podcasts* da UniFOA (23 de março de 2019) – debate o crescimento do número de *Cuidadores* de idosos no Brasil e suas implicações sociais. Para acessar o *podcast*, digite o nome do arquivo aqui referido na ferramenta de buscas de seu computador.

6 Psicoterapia em grupo para cuidadores

Ana Carolina de Oliveira Costa
Dorli Kamkhagi
Luciana Prado
Simone Rosenberg
Vanessa Sapiro

O processo de psicoterapia de grupo é composto por um ou mais terapeutas, uma determinada técnica, um objetivo principal e um determinado grupo de pessoas a serem definidas pelos profissionais. A singularidade desse processo está no que ele proporciona às pessoas integrantes do grupo. Nessa modalidade de psicoterapia, não só o terapeuta vai interagir com os integrantes, como também os integrantes entre si. Os integrantes do grupo, com suas subjetividades e vivências, vão se relacionar e interagir num cruzamento constante de emoções, experiências e significados. Assim, a técnica escolhida juntamente com as intervenções pontuais dos terapeutas treinados e o próprio grupo servem como ferramenta para a mudança.

Alguns aspectos tornam-se necessários para a terapia de grupo. Espera-se que os integrantes possam desenvolver confiança em si mesmos e nos demais. No processo de psicoterapia, os membros se identificam, se acolhem e se apoiam, passando por vezes a depender uns dos outros. Aprendem a valorizar esse momento da terapia em grupo, com dedicação, pontualidade e compromisso. Os integrantes do grupo passarão por uma autorresponsabilização por suas atitudes, tornando-se capazes de entender que a mudança é interna e que ela virá de uma iniciativa própria, e não das pessoas com quem convivem. Perceberão que não é o que está em seu entorno que precisa ser mudado (no caso da demência do paciente sob seus cuidados e seus desdobramentos), mas a maneira como se relacionam consigo mesmos, com os demais e com o mundo.

O integrante do grupo, sentindo-se aceito, mesmo em silêncio, na condição de observador ou ouvinte, também pode se beneficiar da experiência da psicoterapia. À medida que um relato é feito ou durante uma determinada situação em andamento, os eventos poderão ter um significado particular para ele; a oportunidade de observar pode proporcionar aprendizado interior e incentivá-lo a testar uma nova atitude.

Finalmente, as relações que se estabelecem no grupo concorrem para que os integrantes possam reviver, através da experiência do outro, algo que já vivemos anteriormente, o que possibilita um processo de ressignificação de nossas antigas memórias. Dessa forma, a relação do grupo terapêutico também vai sofrer a influência das experiências passadas de seus membros. Sendo assim, entre os integrantes, vão estar presentes diversos sentimentos, desde os mais afetuosos, como amizade, carinho, cumplicidade e simpatia, mas também sentimentos de raiva, competitividade, inveja, timidez, medo e rejeição, que na dinâmica do encontro serão apontadas pelo terapeuta no momento e de forma adequados.

Um dos grandes benefícios da terapia de grupo é que muitas pessoas podem ser tratadas com o uso eficiente de tempo, espaço, pessoal e outros recursos, além da acessibilidade dos valores – divididos entre os integrantes, quando no tratamento particular. No entanto, a principal característica dessa modalidade de tratamento advém da importância que as interações pessoais exercem sobre nosso desenvolvimento psicológico, promovendo mudanças na rotina e consequente melhora na qualidade de vida, minimizando o sofrimento psíquico.

Pichon-Rivière, um dos pioneiros da psicanálise de grupo, organizou grupos chamados de operativos, os quais, por definição, seriam grupos centrados na tarefa – com algum problema comum a todos, o que favorece a identificação imediata e maior coesão de seus membros. Sua finalidade seria a de ensinar a pensar como resolver as dificuldades criadas e manifestadas em grupo. O grupo operativo se reúne com a intenção de tratar uma proposta já definida e dimensionada pelos terapeutas; por exemplo, no nosso caso, a de olhar para o sofrimento dos *cuidadores* de pacientes com demência.

O grupo passa a ser um agente catalisador de aprendizagens por meio das identificações entre seus membros. Embora muitos estejam em momentos diferentes de vida e do curso da doença, existe a possibilidade de aprender habilidades que lhes ofereçam maiores recursos de enfrentamento da situação-problema, permitindo a ampliação do olhar e a superação do isolamento social.

Compartilhar emoções que, muito frequentemente, são compartilhadas e sentir-se compreendido permite que se crie uma conexão entre os membros do grupo, o que nos parece ser um dos aspectos mais importantes do trabalho em grupo, o próprio "agente curativo".

Nossa experiência junto a *cuidadores* de idosos com demência surge a partir de encontros para psicoterapia em grupo no Instituto de Psiquiatria do Hospital das Clínicas da Faculdade de Medicina da Universidade de São Paulo (IPq-HCFMUSP), onde realizamos um trabalho semanal. O programa, com duração de 12 sessões de 1 hora e 30 minutos cada, tem como objetivos, além de cuidar do *cuidador* e sensibilizá-lo para o autocuidado, oferecer um espaço continente e de acolhimento onde cada um pode partilhar emoções, dúvidas, anseios, angústias e experiências. Dessa forma, todos os participantes têm seu lugar de fala e são incentivados a se expressar, tendo seu tempo respeitado, bem como sua vontade, individualidade e subjetividade. São, então, pessoas que têm em comum a função de *cuidadores*, com todas as consequências advindas dessa função. No decorrer das sessões, a convivência possibilita a interação e formação de vínculo entre os participantes, favorecendo a intimidade e o aprofundamento dos temas abordados, além da troca de experiências, o que costuma gerar um grupo coeso e forte.

Inicialmente as terapeutas representam o apoio, a sustentação, a esperança, ou seja, são as *cuidadoras* desse grupo, enquanto os integrantes permanecem no papel de indivíduos cuidados. Ao longo do processo de grupo, o reforço da confiança e do vínculo entre os membros, o papel de *cuidador* e de ser cuidado passa a ser exercido também pelo próprio grupo, com apoio e suporte oferecido por todos, sempre sob a mediação e intervenção das terapeutas. Nesse sentido, os participantes experimentam, ao mesmo tempo, o cuidar e ser cuidado, numa relação potente e acolhedora, que amplia olhares e perspectivas em lidar com desafios que todos enfrentam nesse caminho.

Logo nas primeiras sessões, com o objetivo de trabalhar diretamente a percepção, o significado e as sensações acerca do cuidar e ser cuidado, solicitamos que os participantes se sentassem em dupla e que tocassem simultaneamente o rosto, os braços e as mãos uns dos outros. Após alguns minutos, o grupo é estimulado a compartilhar as impressões sobre a sensação de tocar o outro e ser tocado. Em um dos nossos grupos surgiram as seguintes falas:

- “A sensação é boa, é bom a troca de energia, de cuidado.”
- “O corpo é para segurar a alma e precisa ser cuidado.”

Dessa forma, essa sessão específica possibilitou que os participantes ampliassem a percepção a respeito do cuidar e de ser cuidado, já que puderam entender que, além da necessidade, o duplo papel *cuidador*-cuidado também pode despertar prazer e não precisa ser necessariamente um peso.

Como a presença de queixas de sobrecarga são frequentes, por diversas vezes, convidamos os participantes à reflexão sobre suas atitudes em relação ao doente, às demais pessoas e à própria vida. O objetivo principal desse exercício é o da conscientização de que também precisam ser eles os protagonistas de suas ações, para que possam encontrar novas saídas e formas de se relacionar.

Ainda nessa sessão, muitos puderam reconhecer um elevado grau de exigência que demandavam de si e dos outros, o que os impedia de aceitar e receber ajuda. Acrescenta-se a essas exigências o sentimento de culpa por considerarem "não cuidar tão bem" do familiar ou paciente. A presença da palavra culpa é algo recorrente no discurso dos *cuidadores*. A presença desse sentimento determina que, mesmo com o máximo zelo destinado ao paciente, há sempre algo a mais que poderia ser feito, bem como parece existir uma incapacidade de fazê-lo, gerando consequente sensação de impotência, desconforto e sobrecarga.

A pessoa que cuida acaba por ter sua imagem totalmente vinculada ao papel de *cuidador*, muitas vezes esquecendo-se dos vários outros papéis que desempenhava na vida antes da doença ou até mesmo dos novos papéis que pode desenvolver. Procuramos trabalhar essa questão durante as sessões, sensibilizando-os para os vários papéis que exerciam na vida ou gostariam de exercer, destacando que eles "estavam" *cuidadores* (momento atual) e não que "seriam" para sempre *cuidadores* (ampliação do presente e projeção para o futuro). Dessa forma, a dinâmica sugerida em grupo faz ressurgir o papel de mãe, de esposa, amiga, professor, secretária, filha, tia, bem como todos os benefícios e incômodos ligados a esses papéis. Alguns demonstram ainda o desejo de exercer novos papéis.

Dado que o *cuidador* traz a queixa de uma diminuição do seu desejo e perda de objetivos, diversas vezes procuramos sensibilizar o grupo e trabalhamos para que possam entrar em contato com seus desejos, sonhos e objetivos de médio ou longo prazo e sejam capazes de encontrar saídas para realizá-los. Esses pontos destacados aqui e desenvolvidos em grupo foram imprescindíveis para a mudança do sentimento de passividade para atividade, do desenvolvimento da autoestima, do autocuidado, bem como da percepção de si e do mundo.

Toda relação humana comporta diversos tipos de afetos que se alternam, como amor, raiva, culpa, ciúmes e medo. Em uma determinada sessão, trabalhamos para que os *cuidadores* pudessem expressar e falar abertamente sobre os sentimentos que tinham em relação ao doente. Assim, tivemos as seguintes falas:

- "Às vezes sinto um pouco de raiva."
- "A vida é uma ironia desgraçada, justo eu que nunca gostei dela."
- "Nunca me dei bem com ele, faço isso pela minha mãe."
- "Estou fria, não tenho pena, falo que ele tá pagando com a língua."
- "Como o comportamento agressivo da minha mãe melhorou por conta dos remédios, estou toda derretida, tinha dúvidas e descobri que a amo. Antes, eu sentia um misto de sentimentos, mas ultimamente estou em lua-de-mel com ela."
- "Amo a minha mãe e estou indignada por ouvir vocês dizendo que sentem raiva da mãe ou do pai. Meus pais sempre foram bons pra mim, fizeram tudo o que puderam e acho que as pessoas têm que ser gratas aos pais."

Algumas falas geram grande polêmica no grupo. Alguns integrantes costumam relatar que nunca tiveram uma boa relação com as pessoas de quem cuidavam, que isso se mantinha e que toda família não se relaciona bem. A intervenção da equipe costuma ir no sentido de acolher os sentimentos de uns, sem desconsiderar os demais. É preciso esclarecer, frequentemente, que ninguém está ali para julgamentos e que, apesar de um integrante declarar ter uma família unida e harmônica, isso não costuma ser uma regra, cada família tem as suas características e formas particulares de se relacionar e de sentir.

Essas sessões, em que há divergências entre as opiniões e vivências dos integrantes, costumam repercutir nas seguintes, com pedidos de desculpas e revelações de reflexões posteriores, fora do grupo, resultando em identificações. Muitos integrantes conseguem compreender o que foi dito apenas depois da sessão finalizada e relatam ser muito difícil aceitar que também podiam sentir raiva das pessoas de quem cuidam. A indignação de alguns com os sentimentos negativos de outros nos leva a pensar num sofrimento que não pode ser dito nem sentido, precisa ser sufocado, pois, talvez por um medo de julgamento, teme não encontrar acolhimento. Algo justificado, pois vivemos numa cultura que prega o ideal da família perfeita e feliz, inviabilizando os relatos de conflitos e desencontros presentes entre gerações e entre irmãos. Esse sofrimento que não pode ser dito, muitas vezes, acaba por aumentar a raiva, desencadear a culpa e levar ao adoecimento.

É importante perceber que o comportamento humano não é estático e pode sofrer grandes alterações. O que implica dizer que a relação entre as pessoas, sendo difíceis ou não, podem em determinadas circunstâncias se modificar. Como nos revelou uma *cuidadora*: "A doença tem um ponto positivo, pois consegui me aproximar mais da mãe. Agradeço à doença."

Esse exemplo demonstra que a doença talvez não seja apenas fonte de sofrimento; ela também pode trazer experiências positivas, possibilitando mudanças, reparações e transformações. Nesse caso, o trabalho da psicoterapia em grupo cumpre a função de dar um novo espaço emocional ao *cuidador* e mostra como todos podem desenvolver uma nova forma de se relacionar com o doente e com a doença. É importante a criação desse lugar no qual os *cuidadores* percebem que não estão sozinhos e que muitas outras pessoas que dali participam compartilham das mesmas dores e sofrimentos.

Para ilustrar a questão da sobrecarga e das consequentes dificuldades em lidar com um paciente com demência, achamos oportuno descrever uma vinheta clínica de sessão.

Vinheta clínica 1

Neste dia, o grupo era composto por oito participantes: quatro pessoas que cuidam da mãe (dois filhos, duas filhas), duas esposas que cuidam de seus esposos e dois esposos que cuidam de suas esposas. No início da sessão, a terapeuta pede para que alguém traga um fato importante que ocorreu na semana passada e que gostariam de contar ao grupo.

Carlos, de 75 anos, que é engenheiro e deixou o seu escritório para cuidar da esposa (que está na fase inicial da doença, tem certa autonomia e mantém vínculos afetivos), fala que teve um sábado muito especial, pois a levou ao clube e andaram muito. Depois foram a um restaurante aonde costumavam ir e que era como se o tempo tivesse parado. Relata ter vivido um tempo em suspenso.

"Era como se eu pudesse estar fazendo aquilo que sempre fazíamos, por minutos quase me esqueci. De repente minha esposa pergunta por que a gente está aqui. Todo o meu sonho se desmorona."

(continua)

(continuação)

O grupo fica em silêncio, até que Fernando, de 78 anos, diz:

"Isto é porque vocês sempre se amaram. Eu acho que nem em meus melhores dias com minha esposa consegui ter momentos bons. Eu só me lembro de brigas e discussões por tudo. Sempre foi um inferno e ela reclamava. Agora eu sonho para que ela morra."

Adriana, 38 anos, que trabalha como designer e cuida da mãe, pede à terapeuta para que falem algo bom:

"Como é difícil a gente conseguir trazer algo de bom. E o Fernando, já que tem tanta raiva da mulher que teve, não entendo por que ele faz este papel desta forma."

Silêncio e pausa no grupo. Quando Tamara, de 45 anos, que cuida de sua mãe, diz:

"Acho que todos nós nos sentimos tão desamparados neste nosso momento de vida, que parece que nunca podemos ter nem momentos bons. Nem lembrar de alguns, que seja. Eu tive uma tarde linda com minha mãe, conseguimos ver um filme, e eu pude ver na expressão do rosto dela, aquele olhar tão bondoso, aquele olhar que sempre me acompanhou a vida inteira."

Fernando, então, diz:

"Tua mãe foi uma boa mãe e talvez nunca, jamais, quisesse que você ficasse totalmente no papel de cuidadora. Vocês não são pobres, e o normal é realmente as mães cuidarem de seus filhos."

O grupo acaba ajudando as pessoas a se perceberem de diferentes formas, por meio de outros olhares e outras vozes. Para o *cuidador*, que muitas vezes acaba vivendo uma quase exclusão social, esse novo lugar lhe fornece uma matriz de identidade. Assim como ajuda a desenvolver a resiliência para situações por vezes desesperadoras, o grupo pode auxiliar *cuidadores* familiares a se verem como pessoas que podem mudar suas escolhas.

A passagem do tempo faz com que tenhamos de lidar com diferentes desafios. A cada fase nova da doença, o *cuidador* tem de se readaptar novamente, pois surgem diferentes angústias, bem como novas situações para serem enfrentadas: medos incapacitantes, a morte, a própria decadência e, como muitos pacientes relatam, o medo de enlouquecer e desenvolver demência também. O nosso esforço, como profissionais de saúde em um contexto de psicoterapia em grupo, é o de poder ampliar esse reconhecimento sobre cada um de nossos pacientes e ajudá-los, dentro do possível, a encontrar novos caminhos.

Em nossas triagens para a formação do grupo de *cuidadores*, questionamos como os nossos futuros pacientes estão em relação aos seguintes tópicos: sono, alimentação, atividade física, relacionamentos interpessoais e vida profissional. E essas respostas normalmente nos guiam para a análise do grau de comprometimento psicológico que o *cuidador* apresenta.

O autocuidado e a preservação do próprio espaço são temas recorrentes, já que, para que a qualidade do cuidado exista, o *cuidador* precisa estar bem, tanto física quanto psicologicamente. Mas parece ser muito difícil para o *cuidador* inicialmente se afastar um pouco do paciente para que esse processo aconteça de forma efetiva. O que observamos na maioria dos *cuidadores* no início dos grupos é uma simbiose constante com o paciente e a sensação de não ter saída e outras possibilidades de resolver suas angústias. A queixa de não ter tempo para si mesmo passa a ser comum entre os *cuidadores*.

Muitas vezes ocorre um distanciamento significativo entre as necessidades básicas do *cuidador* e aquilo que ele imagina que deveria fazer. A falta de percepção entre os seus limites e a existência de um trabalho rígido é às vezes cruel e está frequentemente ligado a culpas e outras questões familiares. Nesse sentido, cabe um questionamento: o que leva alguém a renunciar a própria vida, a anular todos os desejos, não conseguindo deixar algo que proporcione conforto?

Muitas vezes os laços afetivos de toda uma vida ou um casamento muito feliz justificam a dedicação ao outro. Em nossa prática clínica, como terapeutas, ouvimos vários relatos que falavam de um amor incondicional, de gratidão e de querer se dedicar ao outro de forma total e completa. Acreditamos que existam casais que compartilharam amores e cumplicidades e que viveram toda a vida numa espécie de estado de fusão com o outro. A iminência de uma doença incapacitante pode levá-los a sentir a perda do parceiro como um enorme luto, um luto em vida. Freud escreve no texto *Luto e melancolia* sobre a capacidade de algumas pessoas de se refazer após um período da perda de um objeto de amor (luto normal); depois de um tempo, voltam a poder sentir outra alegria e conseguem seguir em frente. Já na melancolia, as pessoas se sentem identificadas com a perda da pessoa amada e não são capazes de superar a tristeza (passando a se identificar melancolicamente com a pessoa perdida).

Será que para alguns pacientes *cuidadores* existe uma identificação tão forte com esse ente querido que não conseguem se desvincular dessa simbiose? O sentimento de que não resta saída a não ser ficar no papel de *cuidador* durante 100% do seu tempo? De alguma maneira, é preciso entender que esse lugar ou papel garante uma identidade para viver, principalmente para *cuidadores* que já apresentam outros "vazios" em suas vidas (por exemplo, não estar trabalhando, não ter se casado ou estar sem vida social, entre outras vulnerabilidades) e acabam por encontrar no papel de *cuidador* um sentido de vida e um lugar de importância. Para ilustrar, trazemos uma vinheta clínica de um de nossos grupos.

Podemos nos questionar o que leva alguém como Márcia a se acorrentar dessa forma simbiótica. Será uma tentativa de resgate do relacionamento com a mãe? O quanto de patológico existe nesse duplo sentimento de cuidar e de querer ser amada por isso? O papel de *cuidador* pode trazer essa ambivalência, em casos de

Vinheta clínica 2

Este é um grupo de seis pessoas *cuidadoras* mulheres, em que quatro cuidam da mãe e duas cuidam de seus esposos.

Márcia é uma profissional de hotelaria, muito bem-sucedida, que não tem filhos. Na época do grupo tinha 50 anos e dois irmãos homens. Sua mãe, de 78 anos, começou a apresentar sinais de perdas cognitivas e após 2 anos veio a morar com ela. As duas sempre tiveram uma relação muito difícil. A mãe sempre mostrou orgulho por seus filhos homens, o que levou a Márcia a sempre ter de lutar para se destacar diante do olhar materno.

A *cuidadora* relata que teve dois relacionamentos importantes, mas que também era muito exigente (talvez como a mãe). Embora fosse a filha preferida do pai, sempre se sentiu abandonada e pouco reconhecida pela mãe.

O grupo procura mostrar a Márcia, de forma muito clara, o quanto ela tem abandonado tudo em sua vida: as festas, os encontros com amigos, o trabalho e até os pequenos prazeres cotidianos, como o da leitura.

relações ruins e perversas antes da doença. Essa relação anterior com o doente, às vezes de gratidão, às vezes de raiva e rancores, vai sempre permear a forma como o *cuidador* irá lidar com a situação-problema.

Como observamos, no material da vinheta exposta, a *cuidadora* deixa a sua vida e passa a se dedicar de forma incondicional aos cuidados da mãe, acarretando um enorme prejuízo em sua vida pessoal. Nesse caso, como na grande maioria de nossos pacientes, ela deixou que o papel de *cuidador* se tornasse o mais importante, talvez o único em sua vida. O grupo terapêutico pode ter sido capaz, para essa *cuidadora*, de redimensionar a situação, aumentando a percepção dela por meio do olhar de cada membro do grupo, mostrando que sempre é possível um outro caminho, uma nova forma de agir.

A relação estabelecida, antes da doença, entre o *cuidador* e o paciente pode influenciar como será a qualidade desse "cuidar". Assim, não é raro perceber que relações anteriores mais íntimas e afetuosas podem se tornar conflituosas (pela não aceitação da doença e suas complicações), enquanto as mais distantes e complicadas podem se transformar em ternas e próximas (com a possibilidade de resgate de algo que não existiu durante a vida). Nesse sentido, consideramos que a busca por grupos de apoio psicoeducacional ou de psicoterapia em grupo pode ser de grande valia para amenizar os conflitos e as angústias inerentes à doença, favorecendo o desenvolvimento de estratégias de enfrentamento da doença, pois proporcionam reflexão, trocas e aprendizado. Além disso, o *cuidador* poderá ter, através do aprendizado com o grupo terapêutico, a consciência de que é preciso que ele conte com sua rede de apoio, aceite o suporte dos outros e aprenda a delegar e a "se desligar" de algumas funções de vez em quando. Essas atitudes têm o objetivo de garantir sua saúde mental ao longo do caminho da doença, que não terá tempo certo para terminar e pode ser de longa duração.

No caso do *cuidador*, é importante ele compreender que o cuidar do outro passa primeiro pelo cuidado de si mesmo e que, sem esse autocuidado, ele não estará apto a cuidar do outro. Dessa forma, ele deve estar perceptivo a respeitar seus próprios limites, tanto físicos como emocionais, reconhecê-los e, principalmente, aceitá-los.

Frequentar grupos terapêuticos com pessoas que vivenciam os mesmos problemas se mostra muito eficaz. Esses encontros possibilitam às pessoas perceberem que não estão sós. Novos laços de amizades são criados, constantes trocas de experiências e informações ocorrem, o grupo logo se tornando muito rico e um bom instrumento para lidar com as angústias e dificuldades emocionais que todo o processo de ser *cuidador* representa.

Sugestões de leitura e outras mídias

Artigos científicos

- Amaral RA, Moraes CW, Ostermann GT. Cuidando do cuidador: grupo de funcionários no Hospital Geral. Rev SBPH. 2010;13(2):270-81.
- Figueiredo D, Lima MP, Sousa L. Os pacientes esquecidos: satisfação com a vida e percepção de saúde em cuidadores familiares de idosos. Rev. Kairós, São Paulo, 2009;12(1):97-112.

Livros

- *Quem cuida do cuidador? Uma proposta para os profissionais de saúde*, de Eugenio Paes Campos. 2. ed. Editora Pontocom, 2016. Capítulo 2. Suporte social um conceito no campo da saúde, p. 33-46.
- *A cura de Schopenhauer*, de Irvin D. Yalom. Tradução de Beatriz Horta. 1. ed. Harper Collins, 2012. Romance do psiquiatra e escritor de *best-sellers* Irvin D. Yalom, em que o leitor irá acompanhar um embate entre pacientes e terapeuta em experiência de psicoterapia em grupo.

7 A saúde mental dos cuidadores durante a pandemia da Covid-19

Marcos Vasconcelos Pais

A pandemia da Covid-19 causou impactos consideráveis na população geral. Os idosos foram especialmente afetados. A presença de doenças crônicas subjacentes, como hipertensão arterial e diabetes, teve papel importante no agravamento dos efeitos da pandemia nessa população. *Cuidadores* de diversos tipos também foram significativamente afetados. *Cuidadores* de idosos, trabalhadores da saúde, *cuidadores* profissionais em instituições de longa permanência, *cuidadores* de pessoas com limitações de diversos tipos e diversas idades, além de mães e pais e *cuidadores* de crianças pequenas, todos também sofreram sobrecarga significativa de trabalho e estresse durante a pandemia.

Durante a instituição de medidas de contenção da pandemia, com a determinação de restrições de circulação e orientações de distanciamento social e isolamento, não houve mensuração das possibilidades de grupos específicos de atenderem corretamente essas medidas. No caso específico de pacientes e *cuidadores*, não foi possível determinar se suas rotinas poderiam ser minimamente mantidas, se essas pessoas teriam acessos a espaço em suas casas para a realização de alguma atividade física, se haveria mudanças prejudiciais no acesso à assistência dessas pessoas com o isolamento e, finalmente, se as informações corretas sobre como agir chegariam a esses grupos. Estava, então, instalada uma potencial crise que superaria os impactos diretos da pandemia da Covid-19.

Um primeiro aspecto que merece atenção é a observação de que a pandemia e, consequentemente, as restrições impostas para o controle da disseminação do vírus provocaram, sem dúvida, piora dos sintomas neuropsiquiátricos e comportamentais dos pacientes com demência. Diversos estudos demonstraram evidências de que as medidas de isolamento social, apesar de necessárias e eficazes, foram também responsáveis pelo agravamento de alterações comportamentais em pacientes já comprometidos. Entretanto, não apenas a necessidade de isolamento e distanciamento social foi responsável, como também a duração prolongada dessas medidas. Esses estudos mostraram uma relação diretamente proporcional entre o tempo de confinamento e o aumento de sintomas e alterações comportamentais. No Brasil, especialmente, a pandemia tem apresentado contornos mais dramáticos pela dificuldade em estabelecer medidas capazes de frear a disseminação do vírus, aumentando, para diversas pessoas, o tempo de confinamento.

Em segundo lugar, a mudança de rotina imposta pela pandemia somou-se à necessidade de isolamento para causar um aumento do estresse vivido por *cuidadores*. Como já discutido anteriormente neste manual, o estabelecimento de rotinas e a organização do cotidiano de cuidados têm efeitos positivos no controle comportamental de pacientes e na qualidade de vida de pacientes e *cuidadores*. Rotinas desenvolvidas e estabelecidas ao longo de anos foram gravemente impactadas e necessitaram de mudanças imediatamente após a decretação, pelas autoridades, de medidas mais drásticas para conter a pandemia.

Diante desses fatos, estudos procuraram determinar a dimensão do problema. Evidências surgiram de que cerca de 50% dos pacientes previamente diagnosticados com demência apresentaram piora durante o período da pandemia – um terço desses mesmos pacientes passou a apresentar novos sintomas neuropsiquiátricos ou alterações comportamentais após o início da pandemia e das restrições. Muitos desses pacientes certamente necessitam de ajustes em suas prescrições; no entanto, sabe-se que não apenas medicamentos são capazes de controlar os sintomas neuropsiquiátricos em pacientes com demência. Tornou-se ainda mais necessário o investimento em medidas comportamentais para controle de sintomas e comportamentos, tudo isso às custas de significativa sobrecarga dos *cuidadores*. Diversos estudos pesquisaram essa sobrecarga em *cuidadores* durante a pandemia da Covid-19. Dois terços dos *cuidadores* revelaram terem apresentado sintomas relacionados ao estresse e ao aumento da sobrecarga relacionada à pandemia, e a grande maioria destes eram *cuidadores* de pessoas com demência.

Dessa forma, algumas soluções para esses problemas foram investigadas. As medidas que mais se mostraram classicamente capazes de reduzir o impacto do estresse e da sobrecarga imposta a *cuidadores* durante períodos críticos foram as intervenções psicoeducacionais e as intervenções em grupo. Diante das restrições impostas pela pandemia, com a necessidade de evitação de aglomerações, limitou-se o cuidado com esses profissionais a orientações e educação sobre condutas a adotar em situações críticas, quando diante da piora de sintomas e alterações de comportamento dos pacientes assistidos, realizadas principalmente por vídeo ou telemedicina. Orientações psicoeducacionais visam educar e auxiliar *cuidadores* na solução de problemas envolvendo alterações de comportamento dos pacientes assistidos, orientá-los sobre medidas comportamentais capazes de controlar sintomas neuropsiquiátricos, além de oferecer suporte social complementar por meio de trocas de experiências ou contato com redes de *cuidadores* e entidades assistenciais.

Apesar de revelarem a realidade dos *cuidadores* durante a pandemia da Covid-19, os estudos estavam alinhados em evidenciar a dificuldade em estabelecer medidas de proteção e garantia da qualidade de vida desses profissionais. Essencialmente, como visto nos demais capítulos deste manual, as práticas para a saúde mental do *cuidador* envolvem atitudes que foram limitadas durante a pandemia, como a realização de exercícios físicos regularmente, a socialização e a realização de atividades de lazer. Desse modo, tornou-se ainda mais importante o investimento de profissionais de saúde em estabelecer canais de comunicação com *cuidadores* profissionais e familiares de modo a cobrir demandas surgidas durante períodos críticos como o que se vive atualmente. Estratégias a distância, como orientações psicoeducacionais via telemedicina ou videoconferência, também podem ser efetivas na manutenção da qualidade de vida dos *cuidadores*.

8 Considerações finais

Diante do que foi apresentado, compreende-se a síndrome do cuidador como uma condição altamente prevalente, que atinge grande parte das famílias que precisam conviver com doenças relacionadas ao envelhecimento. No entanto, ainda assim, alguns *cuidadores* conseguem, de fato, obter satisfação do cuidar e tornar, esta, uma experiência positiva. É importante que *cuidadores* e indivíduos que recebem o cuidado sejam respeitados em suas individualidades, que sejam consideradas suas prioridades e as particularidades da vida de cada um antes de se determinar o plano de cuidado.

Aspectos como trajetória pessoal, valores e expectativas devem ser levados em conta e costumam ser cruciais para definir se o cuidado será bem-sucedido para todas as partes envolvidas. Não raramente, familiares divergem ao expor perspectivas e sugestões de como entendem que o cuidado a um ente querido que tenha adoecido deve ser oferecido. Cabe a cada membro da família exercitar a escuta verdadeiramente empática e permitir abertura para negociar as suas prioridades, levando em consideração o que é importante para o outro, mas sem infringir os seus próprios limites. Trata-se, portanto, de um exercício desafiador de diálogo, generosidade e autopreservação.

Além disso, ponderando que estamos nos referindo a doenças neurodegenerativas e, invariavelmente, progressivas, é possível que contratos estipulados em estágios leves precisem ser reavaliados conforme as dificuldades se agravam. Ou seja, no que diz respeito ao cuidado de pessoas com diagnóstico de demência, não existe uma receita preconcebida do que é certo ou errado; assim como não existe um passo a passo capaz de contemplar toda a diversidade de cenários e realidades. Os combinados devem poder ser dinâmicos, flexíveis, e as reavaliações de rumo são mais a regra do que a exceção.

Referências bibliográficas

1. Alves LCS, Monteiro DQ, Bento SR, Hayashi VD, Pelegrini LNC, Vale FAC. Burnout syndrome in informal caregivers of older adults with dementia: a systematic review. Dement Neuropsychol. 2019;13(4):415-21.
2. Alzheimer's Association. Caregiver Health. [internet]. [acesso em abril de 2021]. Disponível em: https://www.alz.org/help-support/caregiving/caregiver-health
3. Andrén S, Elmståhl S. The relationship between caregiver burden, caregivers' perceived health and their sense of coherence in caring for elders with dementia. J Clin Nurs. 2008;17(6):790-9.
4. Bauab JP, Emmel MLG. Mudanças no cotidiano de cuidadores de idosos em processo demencial. Rev Bras Geriatr Gerontol. 2014;17(2):339-52.
5. Bechelli LPC, Santos MA. O paciente na terapia de grupo; Rev Latino-Am Enfermagem. 2002;10(3):383-91.
6. Bechelli LPC, Santos MA. Transferência e psicoterapia de grupo. Rev. Latino-Am Enfermagem. 2006;14(1):110-7.
7. Bell CM, Araki SS, Neumann PJ. The association between caregiver burden and caregiver health-related quality of life in Alzheimer disease. Alzheimer Dis Assoc Disord. 2001;15(3):129-36.
8. Bowers BJ. Intergenerational caregiving: adult caregivers and their aging parents. Adv Nurs Sci. 1987;9(2):20-31.
9. Braithwaite V, editor. Bound to Care. Sidney: Allen & Unwin; 1990.

10. Brown SL, Smith DM, Schulz R, Kabeto MU, Ubel PA, Poulin M, et al. Caregiving behavior is associated with decreased mortality risk. Psychol Sci. 2009;20(4):488-94.
11. Castanho P. Uma introdução aos grupos operativos: teoria e técnica. São Paulo: Vínculo. 2012.
12. Cheng S-T. Dementia caregiver burden: a research update and critical analysis. Curr Psychiatry Rep. 2017;19(9):64.
13. Cooper C, Blanchard M, Selwood A, Walker Z, Livingston G. Family carers' distress and abusive behaviour: Longitudinal study. Br J Psychiatry. 2010;196(6):480-5.
14. Cooper C, Livingston G. Elder abuse and dementia. Advances in Elder Abuse Res. 2020;137-47.
15. Covinsky KE, Newcomer R, Fox P, Wood J, Sands L, Dane K, et al. Patient and caregiver characteristics associated with depression in caregivers of patients with dementia. J Gen Intern Med. 2003;18(12):1006-14.
16. Cupidi C, Realmuto S, Lo Coco G, Cinturino A, Talamanca S, Arnao V, et al. Sleep quality in caregivers of patients with Alzheimer's disease and Parkinson's disease and its relationship to quality of life. Int Psychogeriatr. 2012;24(11):1827-35.
17. de Labra C, Millán-Calenti JC, Buján A, Núñez-Naveira L, Jensen AM, Peersen MC, et al. Predictors of caregiving satisfaction in informal caregivers of people with dementia. Arch Gerontol Geriatr. 2015;60(3):380-8.
18. Donaldson C, Tarrier N, Burns A. Determinants of carer stress in Alzheimer's disease. Int J Geriatr Psychiatry. 1998;13(4):248-56.
19. Du J, Shao S, Jin G-H, Qian C-G, Xu W, Lu X-Q. Factors associated with health-related quality of life among family caregivers of disabled older adults. Medicine (Baltimore). 2017;96(44):e8489.
20. Elliott AF, Burgio LD, Decoster J. Enhancing caregiver health: findings from the resources for enhancing Alzheimer's caregiver health II intervention. J Am Geriatr Soc. 2010;58(1):30-7.
21. Faria AA, Aparecido AM, Cruz GL, Khater E. Cuidando de quem cuida: o papel do psicólogo com cuidadores de pacientes paliativos. Saúde em Foco. 2017;9:25-36.
22. Fengler AP, Goodrich N. Wives of elderly disabled men: the hidden patients. Gerontologist. 1979;19(2):175-83.

23. Fernandes WJ. A importância dos grupos hoje; Rev. SPAGESP. 2003; 4(4):83-91.
24. Gao C, Chapagain NY, Scullin MK. Sleep duration and sleep quality in caregivers of patients with dementia. JAMA Netw Open. 2019;2(8):e199891.
25. Garcia-Ptacek S, Dahlrup B, Edlund A, Wijk H, Eriksdotter M. The caregiving phenomenon and caregiver participation in dementia. Scand J Caring Sci. 2019;33(2):255-65.
26. Gaugler JE, Kane RL, Kane RA, Newcomer R. The longitudinal effects of early behavior problems in the dementia caregiving career. Psychol Aging. 2005;20(1):100-16.
27. Gilhooly KJ, Gilhooly MLM, Sullivan MP, McIntyre A, Wilson L, Harding E, et al. A meta-review of stress, coping and interventions in dementia and dementia caregiving. BMC Geriatr. 2016;16:106-14.
28. Goldfarb DC. Do tempo da memória ao esquecimento da história: um estudo psicanalítico das demências. São Paulo. Tese [Doutorado em Psicologia Escolar e do Desenvolvimento Humano] – Instituto de Psicologia da Universidade de São Paulo; 2014.
29. Haley WE, Bergman EJ, Roth DL, McVie T, Gaugler JE, Mittelman MS. Long-term effects of bereavement and caregiver intervention on dementia caregiver depressive symptoms. Gerontologist. 2008;48(6):732-40.
30. Hilgeman MM, Allen RS, DeCoster J, Burgio LD. Positive aspects of caregiving as a moderator of treatment outcome over 12 months. Psychol Aging. 2007;22(2):361-71.
31. Kasuya R, Polgar-Bailey P, Takeuchi R. Caregiver burden and burnout: a guide for primary care physicians. Postgrad Med. 2000;108(7):119-23.
32. Krishnan S, York MK, Backus D, Heyn PC. Coping with caregiver burnout when caring for a person with neurodegenerative disease: a guide for caregivers. Arch Phys Med Rehabil. 2017;98(4):805-7.
33. Jenkins KR, Kabeto MU, Langa KM. Does caring for your spouse harm one's health? Evidence from a United States nationally-representative sample of older adults. Ageing Soc. 2009;29(2):277-93.
34. Joling KJ, Van Marwijk HWJ, Veldhuijzen AE, Van Der Horst HE, Scheltens P, Smit F, et al. The two-year incidence of depression and anxiety disorders in spousal caregivers of persons with dementia: Who is at the greatest risk? Am J Geriatr Psychiatry. 2015;23(3):293-303.

35. Leite BS, Camacho ACLF, Joaquim FL, Gurgel JL, Lima TR, Queiroz RS. Vulnerability of caregivers of the elderly with dementia: a cross-sectional descriptive study. Rev Bras Enferm. 2017;70(4):682-8.
36. Lopez J, Romero-Moreno R, Marquez-González M, Losada A. Spirituality and self-efficacy in dementia family caregiving: trust in God and in yourself. Int Psychogeriatrics. 2012;24(12):1943-52.
37. Mattos EBT, Oliveira JP, Novelli MMPC. As demandas de cuidado e autocuidado na perspectiva do cuidador familiar da pessoa idosa com demência. Rev Bras Geriatr Gerontol. 2020;23(3):e200189.
38. Mausbach BT, Coon DW, Depp C, Rabinowitz YG, Wilson-Arias E, Kraemer HC, et al. Ethnicity and time to institutionalization of dementia patients: a comparison of latina and caucasian female family caregivers. J Am Geriatr Soc. 2004;52(7):1077-84.
39. Mausbach BT, Patterson TL, Känel R Von, Mills PJ, Dimsdale JE, Ancoli--Israel S, et al. The attenuating effect of personal mastery on the relations between stress and Alzheimer caregiver health: A five-year longitudinal analysis. Aging Ment Health. 2007;11(6):637-44.
40. Mavandadi S, Patel S, Benson A, DiFilippo S, Streim J, Oslin D. Correlates of caregiver participation in a brief, community-based dementia care management program. Gerontologist. 2017;57(6):1103-12.
41. McConaghy R, Caltabiano ML. Caring for a person with dementia: exploring relationships between perceived burden, depression, coping and well-being. Nurs Health Sci. 2005;7(2):81-91.
42. Mendes CFM, Santos ALS. O cuidado na doença de Alzheimer: as representações sociais dos cuidadores familiares. Saude Soc. 2016;25(1):121-32.
43. Nakagawa RTB. Considerações sobre o cuidado na obra de Sigmund Freud: dos fundamentos à constituição da clínica psicanalítica. São Paulo [Dissertação em Psicologia Clínica] – São Paulo: Universidade de São Paulo, Instituto de Psicologia; 2015.
44. Okuda S, Tetsuka J, Takahashi K, Toda Y, Kubo T, Tokita S. Association between sleep disturbance in Alzheimer's disease patients and burden on and health status of their caregivers. J Neurol. 2019;266(6):1490-500.
45. Olsen C, Pedersen I, Bergland A, Enders-Slegers M-J, Jøranson N, Calogiuri G, et al. Differences in quality of life in home-dwelling persons and nursing home residents with dementia – a cross-sectional study. BMC Geriatr. 2016;16(1):137.

46. Ornstein KA, Gaugler JE, Devanand DP, Scarmeas N, Zhu CW, Stern Y. Are there sensitive time periods for dementia caregivers? The occurrence of behavioral and psychological symptoms in the early stages of dementia. Int Psychogeriatrics. 2013;25(9):1453-62.
47. Ory MG, Hoffman RR, Yee JL, Tennstedt S, Schulz R. Prevalence and impact of caregiving: a detailed comparison between dementia and nondementia caregivers. Gerontologist. 1999;39(2):177-86.
48. Paulo DLV, Deienno SCP, Oliveira A. Cuidadores de idosos: a importância do atendimento psicológico. Rev Longeviver. 2019:65-8.
49. Penteado CT, Loureiro JC, Pais MV, Carvalho CL, Sant'Ana LFG, Valiengo LCL, et al. Mental health status of psychogeriatric patients during the 2019 new coronavirus disease (Covid-19) pandemic and effects on caregiver burden. Front Psychiatry. 2020;(1)1:578672.
50. Pinquart M, Sörensen S. Differences between caregivers and noncaregivers in psychological health and physical health: a meta-analysis. Psychol Aging. 2003;18(2):250-67.
51. Poulshock SW, Deimling GT. Families caring for elders in residence: issues in the measurement of burden. J Gerontol. 1984;39(2):230-9.
52. Prado JDB, Ferreira JP, Wisniewski M. Grupo Terapêutico Alzheimer: cuidando de quem cuida: informações acerca do cuidado com o cuidador. Anais da Jornada Científica dos Campos Gerais. 2017.
53. Raggi A, Tasca D, Panerai S, Neri W, Ferri R. The burden of distress and related coping processes in family caregivers of patients with Alzheimer's disease living in the community. J Neurol Sci. 2015;358(1-2):77-81.
54. Reed C, Happich M, Argimon JM, Haro JM, Wimo A, Bruno G, et al. What drives country differences in cost of Alzheimer's disease? An Explanation from Resource Use in the GERAS Study. J Alzheimer's Dis. 2017;57(3):797-812.
55. Richardson TJ, Lee SJ, Berg-Weger M, Grossberg GT. Caregiver health: health of caregivers of Alzheimer's and other dementia patients topical collection on geriatric disorders. Curr Psychiatry Rep. 2013;15(7):367.
56. Romero-Moreno R, Márquez-González M, Mausbach BT, Losada A. Variables modulating depression in dementia caregivers: a longitudinal study. Int Psychogeriatrics. 2012;24(8):1316-24.
57. Ruiz-Adame Reina M, González-Camacho MC, Romero-García JE, Sánchez-Reyes Fernández LM. Profiles of Alzheimer's caregivers in

Spain: social, educational and laboral characteristics. Scand J Caring Sci. 2017;31(4):867-77.

58. Sallim AB, Sayampanathan AA, Cuttilan A, Chun-Man Ho R. Prevalence of mental health disorders among caregivers of patients with Alzheimer disease. J Am Med Dir Assoc. 2015;16(12):1034-41.
59. Sanford JRA. Tolerance of debility in elderly dependants by supporters at home: its significance for hospital practice. BMJ. 1975;3(5981):471-3.
60. Santos GD, Ciasca EC, Oliveira AM, Forlenza OV. Intervenções psicossociais para cuidadores de idosos com demencia/Psychosocial interventions for caregivers of elderly people with dementia. Salud(i)ciencia (Impresa). 2018;23(3):275-80.
61. Sayeg N. Suporte familiar e cuidadores. [acesso em abril de 2021]. Disponível em: http://www.alzheimermed.com.br/convivendo-com-o-paciente/suporte-familiar-e-cuidadores
62. Schulz R. Long-term care placement of dementia patients and caregiver health and well-being. JAMA. 2004;292(8):961-7.
63. Schulz R, Beach SR. Caregiving as a risk factor for mortality. JAMA. 1999;282(23):2215-9.
64. Schulz R, Boerner K, Shear K, Zhang S, Gitlin LN. Predictors of complicated grief among dementia caregivers: a prospective study of bereavement. Am J Geriatr Psychiatry. 2006;14(8):650-8.
65. Schulz R, McGinnis KA, Zhang S, Martire LM, Hebert RS, Beach SR, et al. Dementia patient suffering and caregiver depression. Alzheimer Dis Assoc Disord. 2008;22(2):170-6.
66. Sclan SG, Reisberg B. Functional Assessment Staging (FAST) in Alzheimer's disease: reliability, validity, and ordinality. Int Psychogeriatrics. 1992;4(3):55-69.
67. Shua-Haim JR, Haim T, Shi Y, Kuo YH, Smith JM. Depression among Alzheimer's caregivers: Identifying risk factors. Am J Alzheimers Dis Other Demen. 2001;16(6):353-9.
68. American Psychiatric Association (APA). Somatic symptom and related disorders. In: APA. Diagnostic and statistical manual of mental disorders. Arlington: APA; 2013.
69. Thompson CA, Spilsbury K, Hall J, Birks Y, Barnes C, Adamson J. Systematic review of information and support interventions for caregivers of people with dementia. BMC Geriatr. 2007;7:18.

70. Tonna S. Professional stress and social support feelings, coping strategies, and burn-out of caregivers in care facilities for dependent elderly people. Geriatr Psychol Neuropsychiatr Vieil. 2019;17(3):327-35.
71. Torti Jr FM, Gwyther LP, Reed SD, Friedman JY, Schulman KA. A multinational review of recent trends and reports in dementia caregiver burden. Alzheimer Dis Assoc Disord. 2004;18(2):99-109.
72. Valer DB, Aires M, Fengler FL, Paskulin LMG. Adaptation and validation of the Caregiver Burden Inventory for use with caregivers of elderly individuals. Rev Lat Am Enfermagem. 2015;23(1):130-8.
73. Vandepitte S, Van Den Noortgate N, Putman K, Verhaeghe S, Faes K, Annemans L. Effectiveness of supporting informal caregivers of people with dementia: A systematic review of randomized and non-randomized controlled trials. J Alzheimers Dis. 2016;52(3):929-65.
74. Vinograv S, Yalom ID. Manual da psicoterapia de grupo. Porto Alegre: Artes Médicas; 1992. p. 3-18.
75. Wolff JL, Spillman BC, Freedman VA, Kasper JD. A national profile of family and unpaid caregivers who assist older adults with health care activities. JAMA Intern Med. 2016;176(3):372-9.
76. Ximenes MA, Rico BL, Pedreira R. Doença de Alzheimer: a dependência e o cuidado. Rev Kairós: Gerontologia. 2014;17(2):121-40.
77. Yaffe K, Fox P, Newcomer R, Sands L, Lindquist K, Dane K, et al. Patient and caregiver characteristics and nursing home placement in patients with dementia. JAMA. 2002;287(16):2090-7.
78. Yates ME, Tennstedt S, Chang B-H. Contributors to and mediators of psychological well-being for informal caregivers. Journals Gerontol B Psychol Sci Soc Sci. 19991;54B(1):P12-22.
79. Yokomizo JE, Paula EA, Bottino CMC. Relação cuidador-paciente com demência: afeto e sobrecarga. Anais do Congresso do Cérebro, Comportamento e Emoções. 2012.
80. Zarit SH, Reever KE, Bach-Peterson J. Relatives of the impaired elderly: correlates of feelings of burden. Gerontologist. 1980;20(6):649-55.
81. Zarit SH, Todd PA, Zarit JM. Subjective burden of husbands and wives as caregivers: a longitudinal study. Gerontologist. 1986;26(3):260-6.

Índice remissivo